Mantak Chia

Stimulez votre énergie vitale

L'auto-massage par le chi

jouvence
EDITIONS

Du même auteur

Transformez votre stress en vitalité, 2006

Extraits du catalogue Jouvence

Les 4 accords toltèques, par Don Miguel Ruiz, 2005
Le massage assis, par Tony Neuman, 2006
L'encyclopédie des points qui guérissent, par le Dr R. Dalet, 2005
L'élixir de vie, par C. van der Kroon, 2005
Stretching actif, par Mylène Schenck, 2005
Jin shin jyutsu, par Alice Burmeister et Tom Monte, 2002
Stretching préventif et curatif, par Mylène Schenck, 2002
Le dien' cham', par Marie-France Muller, 2000
Préservez et fortifiez votre capital santé, par Yves Ponroy, 2000
Le langage de la guérison, par Jean-Jacques Crèvecœur, 2000
La voix qui guérit, par Philippe Barraqué, 1999
La bible anti-âge, par les Drs D. Rueff & M. Nahon, 1998
L'hydrothérapie du côlon, par Josiane Mignot, 1997
Les bains dérivatifs, par France Guillain, 1995
Visualisations de guérison, par le Dr Gérald Epstein, 1991
La méthode Kousmine, par l'AMKI, 1989

Catalogue gratuit sur simple demande
ÉDITIONS JOUVENCE
France : BP 90107 - 74161 Saint Julien-en-Genevois Cedex
Suisse : CP 184 - 1233 Genève-Bernex
Site internet : **www.editions-jouvence.com**
e-mail : info@editions-jouvence.com

Titre original : *Taoist ways to transform stress into vitality*

ISBN 978-2-88353-480-3

Mise en pages : atelier weidmann, Versoix / Genève
Couverture : Dynamic 19, Thonon-les-Bains

Sommaire

Remerciements

Je remercie en premier lieu les Maîtres taoïstes qui ont eu la bienveillance de me transmettre leur connaissance, sans jamais se douter qu'elle serait un jour enseignée à des Occidentaux. Je remercie spécialement Dena Saxer pour avoir pressenti le besoin de publier ce livre, ainsi que pour ses encouragements et son gros travail sur le manuscrit initial.

Je remercie les nombreuses personnes dont la contribution a été essentielle pour donner à ce livre sa forme définitive : Dena Saxer, qui a rédigé une partie du texte, principalement le détail des instructions de base, et qui a choisi le titre. Merci aussi à l'artiste, Juan Li, qui a consacré beaucoup de temps à dessiner et illustrer les fonctions internes du corps. Merci également à Gunther Weil, Rylin Malone et nombre de mes étudiants pour leurs réactions. Je tiens aussi à mentionner Jo Ann Cutreria, notre secrétaire, qui a pris tant de contacts et travaillé inlassablement ; Daniel Bobek, pour les longues heures passées devant son ordinateur ; John-Robert Zielinski qui nous a aidés avec le nouveau système informatique et a réorganisé les fichiers et les programmes pour accélérer la mise en route ; Adam Sacks, notre conseiller en informatique, pour l'aide qu'il nous a apportée dans la solution des problèmes apparus lors des dernières étapes du travail ; Helen Stites, qui a revu le texte, l'a saisi sur le nouvel ordinateur et a corrigé les épreuves ; Valérie Meszaros qui a amélioré le texte, a fait la mise en pages et a relu les épreuves ; et Cathy Umphress pour la maquette. Je remercie particulièrement Michael Winn pour son travail de correction ; David Miller, pour la conception et la supervision du travail ; et Felix Morrow pour ses conseils avisés et son aide précieuse ; Felix Morrow a accepté d'être l'éditeur de la collection Healing Tao Books.

Sans ma femme Maneewan, et mon fils Max, ce livre aurait été académique. Pour tout ce qu'ils m'ont donné, qu'ils reçoivent mon amour et ma gratitude.

À propos de Maître Mantak Chia

Le Maître Mantak Chia est le créateur d'un système connu sous le nom de « Healing Tao » (Tao de la Guérison) et il est le directeur-fondateur du Healing Tao Center à New York. Il a commencé à étudier la manière de vivre selon le Tao, ainsi que d'autres disciplines, dans son enfance. Sa connaissance du taoïsme, renforcée par celle de divers autres systèmes, lui a permis de développer le système du Tao de la Guérison tel qu'il est enseigné de nos jours dans de nombreuses villes des États-Unis, du Canada et d'Europe.

Le Maître Chia est né en Thaïlande en 1944 et, à l'âge de six ans, il apprit à « s'asseoir et calmer son esprit » (c'est-à-dire à méditer) auprès de moines bouddhistes. Lycéen, il apprit d'abord la boxe thaïe traditionnelle, puis le Tai Chi Chuan auprès du Maître Lu, qui ne tarda pas à lui enseigner l'Aïkido, le Yoga et du Tai Chi plus avancé.

Plus tard, étudiant à Hong Kong, il se distingua dans des épreuves de course et d'athlétisme. Un camarade plus âgé, Cheng Sue-Sue, lui fit connaître son premier enseignant ésotérique, Maître Yi Eng, et il commença à étudier la manière de vivre selon le Tao. Il apprit à transmettre la force de vie avec ses mains, à faire circuler l'énergie dans l'Orbite Microcosmique, à ouvrir les Six Canaux Spéciaux, la Fusion des Cinq Éléments, l'Illumination du Kan et du Li, à sceller les Cinq Organes des Sens, la Réunion du Ciel et de la Terre, l'Union de l'Homme et du Ciel.

À vingt ans, Maître Chia étudia avec Maître Meugi à Singapour, qui lui enseigna le Kundalini Yoga et la Paume bouddhiste. Il fut bientôt capable de supprimer les blocages au courant de l'énergie de la force vitale dans son propre corps comme dans celui des patients de son Maître.

Approchant la trentaine, il étudia avec Maître Pan Yu, dont le système combinait les enseignements taoïstes, bouddhistes et zen, ainsi qu'avec Maître Cheng Yao-Lun, dont le système alliait la boxe thaïe et le Kung Fu. Avec Maître Pan Yu, il apprit l'échange du pouvoir du Yin et du Yang entre les hommes et les femmes, ainsi que la technique du « corps de fer », qui préserve le corps du vieillissement. Maître Cheng Yao-Lun lui enseigna la méthode secrète du Pouvoir Intérieur Shao-Lin et la méthode encore plus secrète de la Chemise de Fer, appelée aussi Purification de la Moelle et Régénération des Tendons.

Ensuite, Maître Chia étudia pendant deux ans la science médicale occidentale et l'anatomie afin de mieux comprendre les mécanismes sous-jacents à l'énergie de guérison. Tout en poursuivant ses études, il dirigea la Société Gestetner (fabrication de matériel de bureau) et se familiarisa avec la technologie de l'impression offset et des appareils de photocopie.

Utilisant sa connaissance du système complet du taoïsme comme une base, alliée à ses multiples connaissances, il élabora le système du Tao de la Guérison et commença à l'enseigner. Il forma ensuite des enseignants pour l'assister et, plus tard, mit sur pied le Centre de Guérison par des Méthodes Naturelles en Thaïlande. Au bout de cinq ans, il décida de partir pour New York afin d'introduire son système en Occident et, en 1979, il y ouvrit le Healing Tao Center. Depuis lors, des centres ont été créés dans plusieurs autres villes, tant aux États-Unis qu'en Europe et en Asie.

Depuis 1994, Maître Chia est retourné vivre en Thailande où il entamé la construction du « Tao Garden » et du « Universal Tao Training Center » à proximité de Chiang Mai. C'est un homme chaleureux, cordial et serviable, qui se considère essentiellement comme un enseignant. Il utilise un ordinateur pour écrire ses livres et se sent aussi à l'aise avec la technologie informatique la plus récente qu'avec les philosophies ésotériques. Il rédige actuellement une encyclopédie de Yoga taoïste et a déjà publié plus de 21 livres. Maître Chia estime qu'il lui faudra écrire au moins 35 ouvrages pour décrire de façon exhaustive son sytème de Tao Universel. En juin 1990, lors d'une réunion à San-Francisco, il a été récompensé par le Congrés Mondial de Médecine Chinoise et de Qi Gong, qui l'a élu Maître Qi Gong de l'année.

Note de l'auteur

L'ensemble de mes livres forme une synthèse de la vision taoïste du monde, dont chacun expose un fragment important. Chacun fait valoir une méthode de guérison et d'enrichissement de la vie, qui peut être étudiée et pratiquée seule, si tel est le choix du lecteur. Chaque méthode est compréhensible en elle-même, mais dans le système taoïste, chacune débouche sur les autres et gagne à être pratiquée en association avec elles. Ainsi, la base de tout le système taoïste, la méditation de l'Orbite Microcosmique, qui est le moyen de faire circuler l'énergie du chi dans notre corps, est présente dans toutes les autres. Le livre qui porte essentiellement sur l'Orbite Microcosmique a pour titre *Énergie vitale et autoguérison*.

Les deux pratiques qui en découlent sont la méditation du Sourire Intérieur et les Six Sons de Guérison. Toutes deux sont aussi constamment mises à contribution, et mon livre *Transformez votre stress en vitalité* en donne un exposé détaillé. Le présent ouvrage est la suite de tout ce qui l'a précédé, mais vous pouvez commencer par lui et y apprendre toute la gamme de l'auto-massage du chi. Et je crois sincèrement qu'une fois que vous aurez commencé à pratiquer le Rajeunissement taoïste, il se créera en vous le désir de maîtriser les autres méthodes exposées[1].

MANTAK CHIA

---

[1] Voir à ce propos les autres livres de l'auteur cités au début.

Avertissement

Ce livre n'offre ni diagnostics ni suggestions de traitement. Il vous propose des moyens d'accroître votre vitalité et votre santé de façon à corriger les déséquilibres de votre organisme. En cas de maladie, il est nécessaire de consulter un médecin.

Bénéfices et théories

Depuis les temps anciens jusqu'à nos jours, les maîtres taoïstes ont fait preuve d'une remarquable jeunesse, donnant l'impression par leur apparence et leur vitalité qu'ils avaient vingt ans de moins que leur âge réel. Une des sources de leur jouvence a été la pratique du rajeunissement par l'auto-massage taoïste, qui utilise l'énergie vitale, ou chi, pour renforcer et rajeunir les organes des sens (les yeux, les oreilles, le nez, la langue, les dents, la peau) et les organes internes. Ces techniques vieilles de cinq mille ans ont jusqu'à présent été jalousement gardées, les maîtres ne les transmettaient qu'à un petit groupe d'élèves. Et bien souvent même, les maîtres ne connaissaient qu'un fragment de la méthode. Grâce à mes études avec différents maîtres taoïstes, j'ai pu la reconstituer dans son intégralité et organiser ce matériel en une suite logique. En la pratiquant cinq à dix minutes chaque jour, il vous sera possible d'améliorer beaucoup de choses, y compris votre teint, votre vue, votre ouïe, vos sinus, vos gencives, vos dents, votre langue, et votre vigueur en général.

Des sens vigoureux aident à contrôler les émotions négatives

L'auto-massage de rajeunissement sert à libérer les blocages accumulés dans les méridiens, ou canaux d'énergie, des divers sens et des organes vitaux. Et ce au moyen de la pratique purement taoïste qui consiste à amener l'énergie, ou chi, des organes sexuels et de l'anus, vers le visage, les mains et les sens, et à la diriger ensuite vers certaines zones spécifiques. Les sens sont reliés aux organes, lesquels sont supposés garder en réserve et engendrer les émotions positives et négatives. En vitalisant les sens, nous renforçons le contrôle des émotions négatives. Ce sont les sens qui captent en premier les influences du monde extérieur – telles que la tension, la colère et la peur – qui en retour affectent les organes et le système nerveux. C'est pourquoi la vigueur des sens nous aidera à prévenir une surcharge d'influences extérieures, susceptible de nous affecter de façon négative.

Des organes sains aident à changer les caractéristiques personnelles et émotionnelles

Au cours de mes dix ans d'enseignement de ce simple auto-massage, j'ai vu des gens s'en servir pour améliorer leur vie personnelle, émotionnelle et sociale. Un de mes élèves souffrait de peurs sévères qui le rendaient facilement irascible, entraînant de la mauvaise humeur, de l'irritabilité et des maux d'estomac. Une personne dans cet état a peu de chances d'être sociable, amicale ou d'un abord facile. Après quelques semaines de pratique du Sourire Intérieur[1], du Son du Foie, et des massages du foie et de l'estomac, l'état général de ce patient s'améliora, la mauvaise humeur s'estompa et il devint plus amical. Il déclara que c'était dans sa vie familiale, et surtout dans sa relation avec ses enfants, que son travail avec moi lui avait apporté les plus grands bénéfices. Maintenant, il n'a plus besoin de se réfugier dans l'alcool pour soulager les maux et oublier le stress qui l'accablait auparavant. Son employeur et ses compagnons de travail ont eux aussi remarqué ce changement, et il a envoyé certains de ses collègues étudier ma méthode.

J'ai une secrétaire qui a même, en son temps, payé l'inscription d'une de ses collègues pour qu'elle étudie avec nous, dans l'espoir que cela l'aiderait à surmonter le stress sur son lieu du travail. Cette femme m'a dit par la suite que c'était le meilleur investissement qu'elle ait jamais fait, car désormais, elle n'était plus victime des sautes d'humeur de sa collègue.

---

[1] Voir à ce propos *Transformez votre stress en vitalité*, du même auteur, aux Éditions Jouvence.

2

L'anus est relié à l'énergie des organes

Pour la jouvence par le Tao, la circulation du chi joue un rôle capital. Si vous ne le faites pas affluer vers la partie que vous massez, il ne s'agit que d'un simple toucher ou massage ordinaire. Le Sourire Intérieur et la Méditation de l'Orbite Microcosmique sont aussi très importants. Ils offrent la meilleure façon d'accroître la force vitale dans les sens et les organes.

La force du périnée

La zone du périnée (Hin-yin) comprend l'anus et les organes sexuels. La région anale est divisée en diverses parties qui sont étroitement liées au chi des organes correspondants. Le terme chinois Hin-yin (périnée) signifie le lieu de rassemblement de toute l'énergie Yin, ou le lieu abdominal le plus bas de l'énergie collectée. Il est aussi appelé « la porte de la vie et de la mort ». Ce point est situé entre les deux portes principales. L'une d'entre elles, celle que nous appelons la porte d'entrée (l'organe sexuel), est l'ouverture de la grande force vitale. C'est là que peut survenir une fuite de l'énergie de la force vitale, affaiblissant la fonction de l'organe. La seconde porte, dite porte de derrière, est l'anus. Cette porte peut aussi perdre facilement de la force vitale si elle n'est pas bien scellée ni convenablement fermée. Dans les pratiques taoïstes, surtout dans les pratiques secrètes de l'Amour, de l'Amour Guérisseur et de la Chemise de Fer, la capacité du périnée à comprimer et contenir la force vitale, puis à la faire remonter dans la colonne vertébrale, est un exercice important. Faute de cela, notre force vitale et notre énergie sexuelle peuvent devenir un « fleuve sans retour » : elles s'écouleront sans jamais se recycler.

La région de l'anus est divisée en cinq parties

L'anus est divisé en cinq zones : (A) la partie médiane, (B) la partie avant, (C) la partie arrière, (D) la partie gauche et (E) la partie droite (figure 2.1).

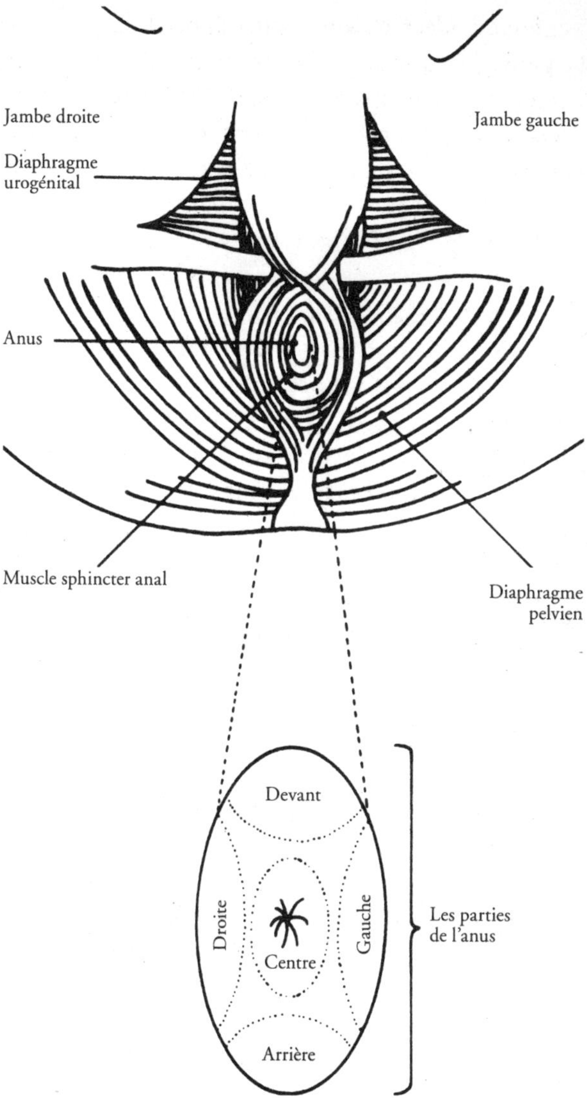

Figure 2.1 L'anus est divisé en cinq parties

A. La partie médiane

Le chi du centre de l'anus est relié aux organes suivants : le vagin-utérus, l'aorte et la veine cave, l'estomac, le cœur, les glandes thyroïde et para-

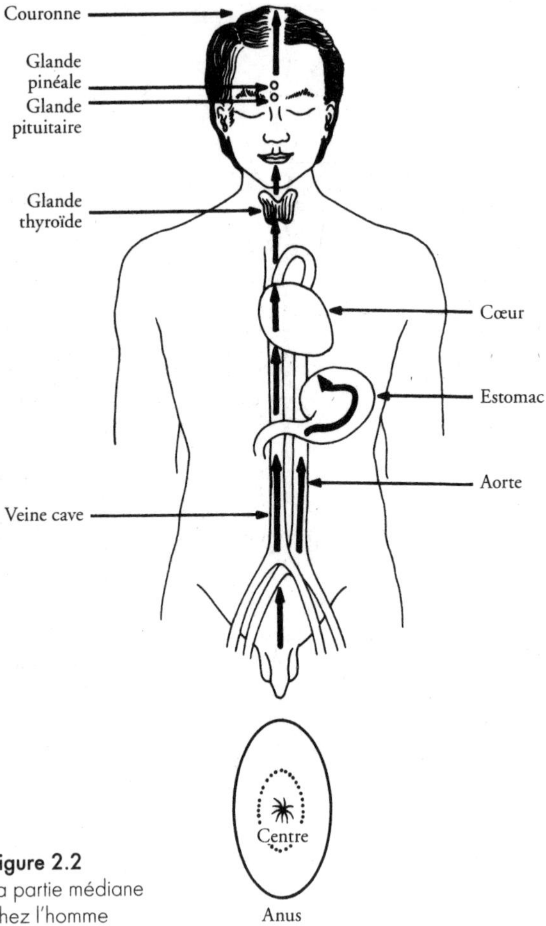

Figure 2.2
La partie médiane chez l'homme

thyroïde, la glande pituitaire, la glande pinéale et le sommet de la tête (figures 2.2 et 2.3).

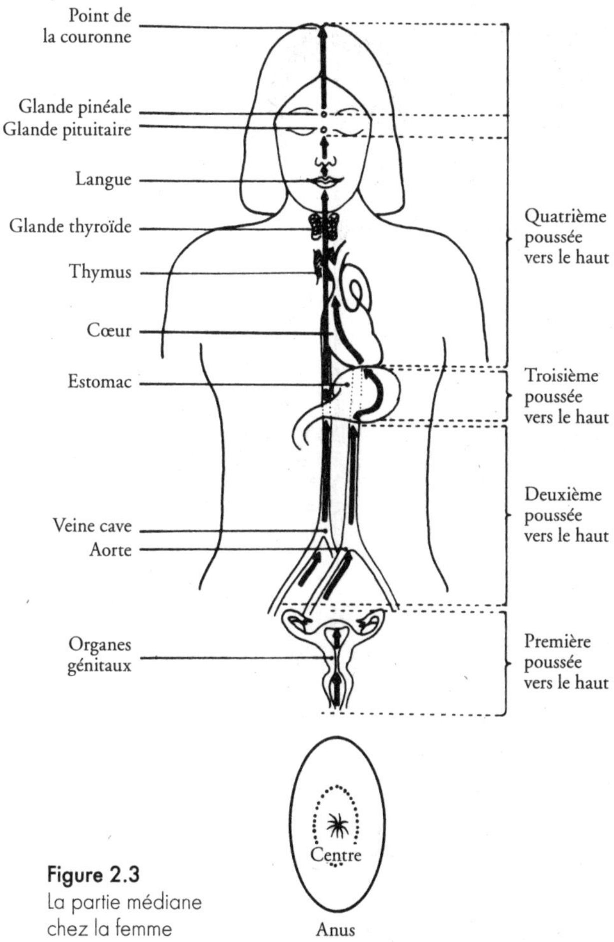

Figure 2.3
La partie médiane
chez la femme

B. La partie avant

Le chi du devant de l'anus est relié aux organes suivants : la prostate, la vessie, l'intestin grêle, l'estomac, le thymus et la partie avant du cerveau (figure 2.4).

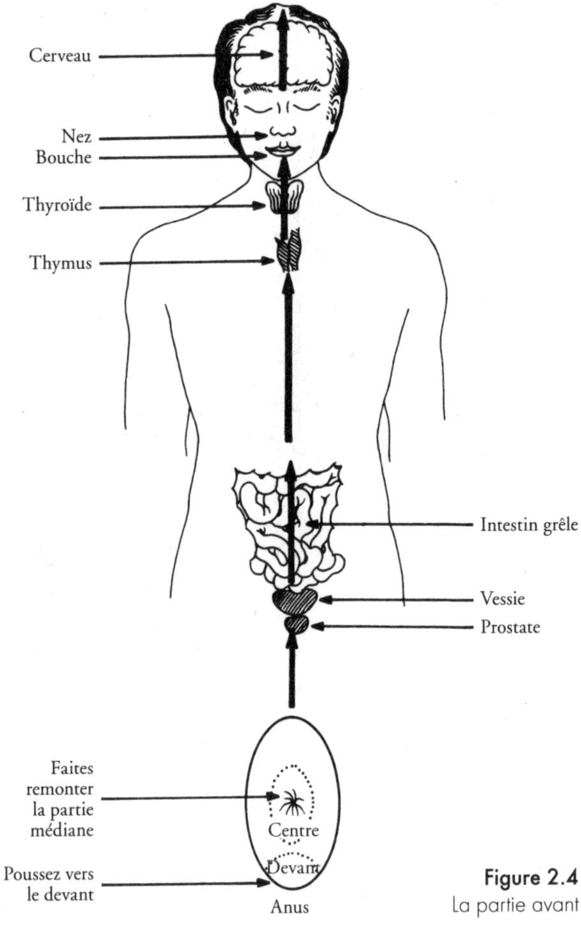

Figure 2.4
La partie avant

C. La partie arrière

Le chi de la partie arrière de l'anus est relié aux énergies des organes suivants : le sacrum, les lombaires inférieures, les douze vertèbres thoraciques, les sept vertèbres cervicales et le cervelet (figure 2.5).

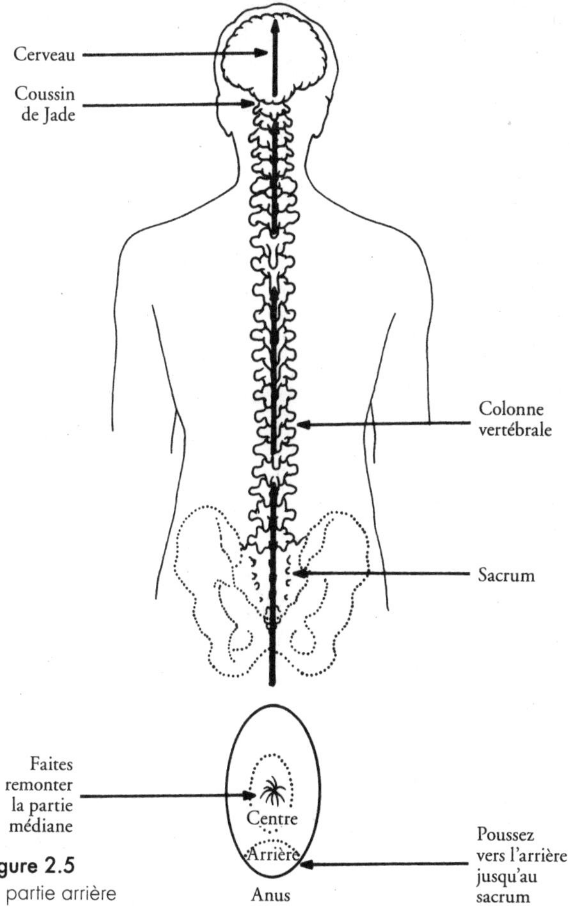

Figure 2.5
La partie arrière

D. La partie gauche

Le chi de la partie gauche de l'anus est relié aux énergies des organes suivants : l'ovaire gauche, le gros intestin, le rein gauche, la glande surrénale, la rate, le

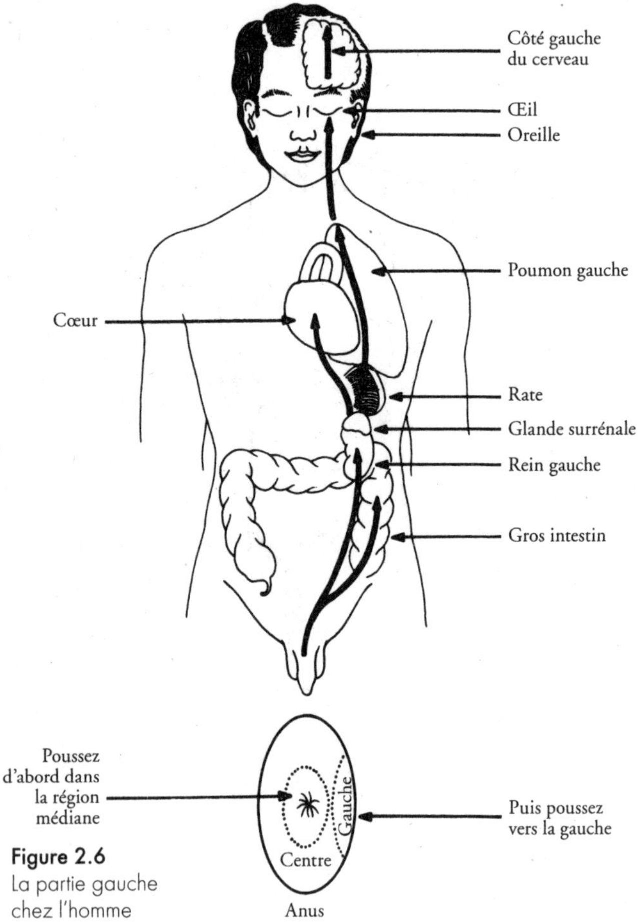

Figure 2.6
La partie gauche chez l'homme

poumon gauche et l'hémisphère gauche du cerveau (figures 2.6 et 2.7).

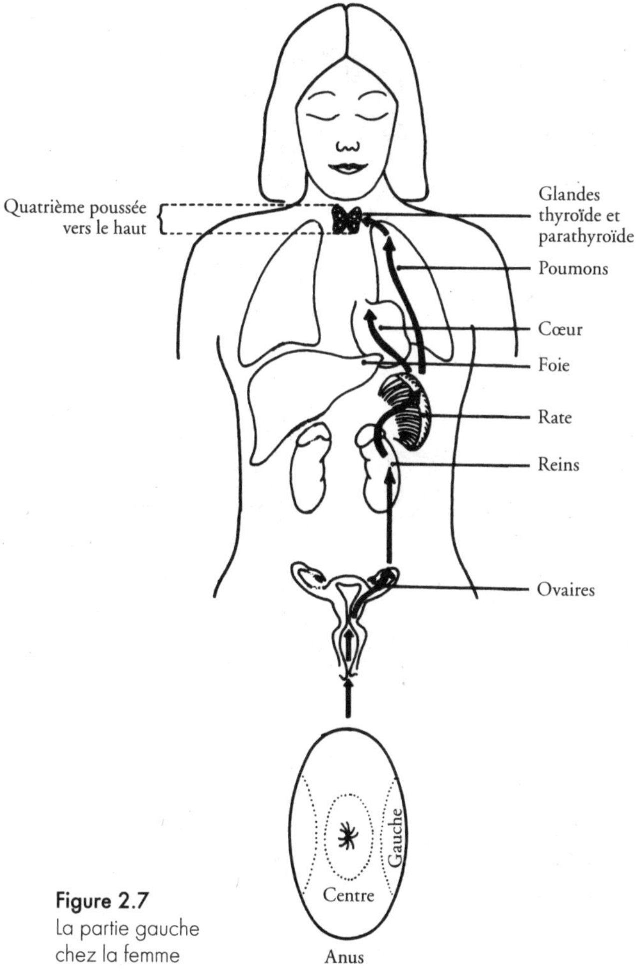

Figure 2.7
La partie gauche chez la femme

E. La partie droite

Le chi de la partie droite de l'anus est relié aux énergies des organes suivants : l'ovaire droit, le gros intestin, le rein droit, la glande surrénale, le foie, la vésicule biliaire, le poumon droit et l'hémisphère droit du cerveau (figure 2.8).

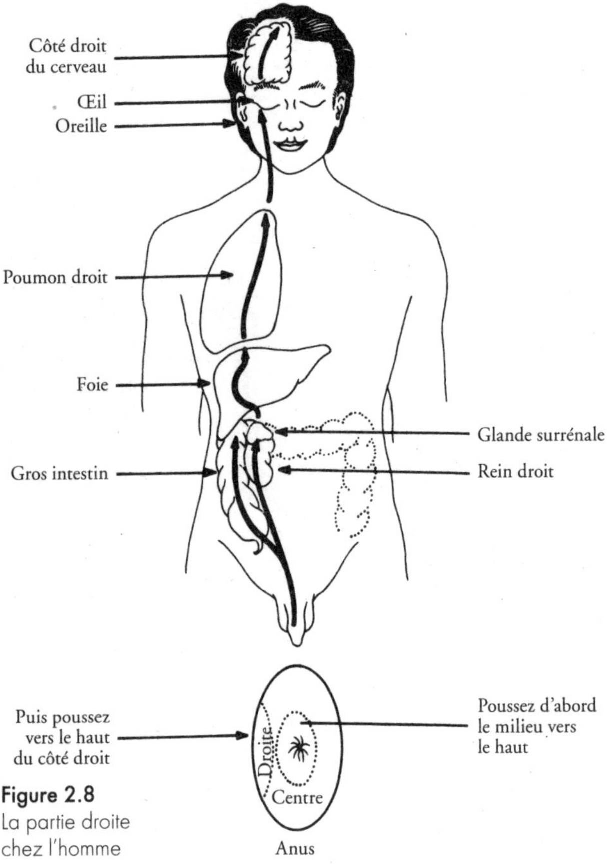

Figure 2.8
La partie droite chez l'homme

En contractant les différentes parties de l'anus, vous pouvez apporter plus de chi aux organes et aux glandes, et les effets du massage augmenteront (figures 2.9 et 2.10).

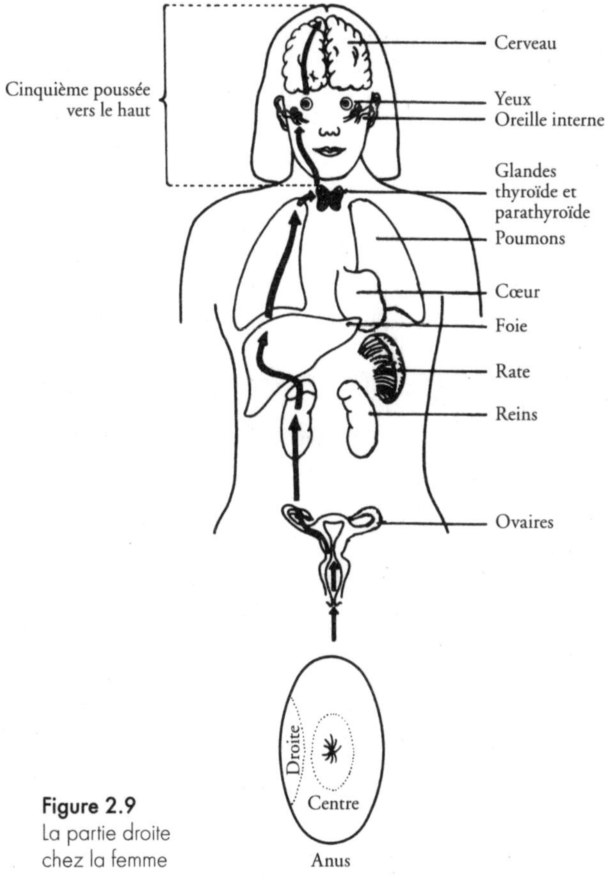

Figure 2.9
La partie droite chez la femme

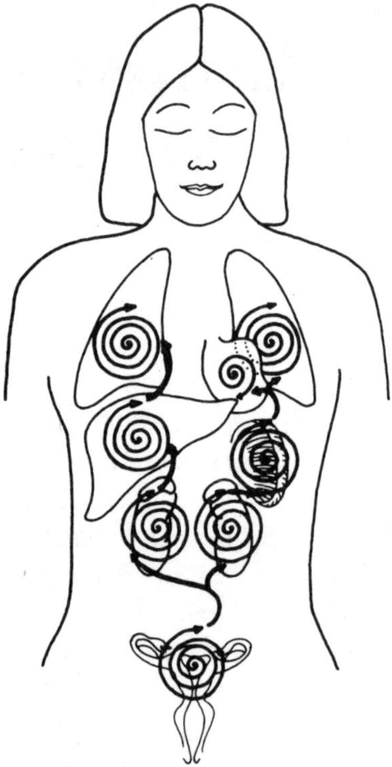

Figure 2.10
Laissez descendre et faites tourner
l'énergie autour des organes

3

La main de la guérison

Si les êtres humains peuvent construire toutes sortes d'instruments sophistiqués, c'est grâce à la magnificence des mains et des doigts. Mais les mains ont une autre fonction supérieure : le pouvoir de guérir. En connaissant les points principaux des mains et des doigts, il vous sera possible de stimuler et de maintenir le bon fonctionnement des organes.

Les paumes

Les paumes sont le lieu de rencontre de toutes les énergies majeures du chi. C'est de la paume que part la force vitale qui peut guérir les autres aussi bien que vous-même. La paume reçoit également l'énergie qui pénètre dans la structure osseuse et dans les organes majeurs.

Le péricarde

Le péricarde (8 MC) est le point principal où se concentre l'énergie. C'est là que vous recueillez l'énergie, et à partir de là que vous pouvez la transmettre avec plus de force (figure 3.1).

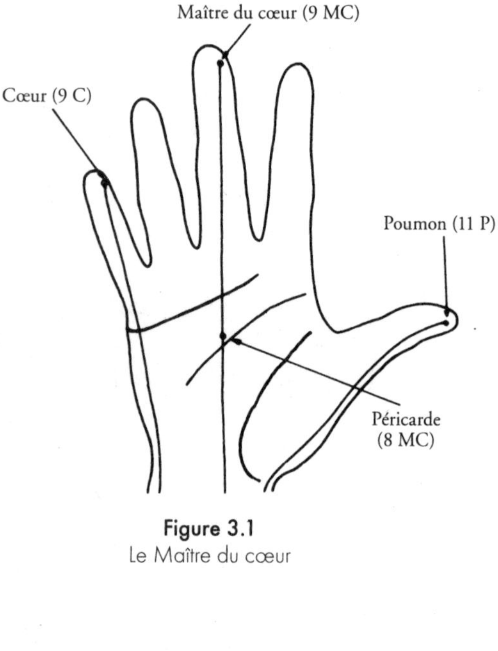

Figure 3.1
Le Maître du cœur

Le gros intestin

Le gros intestin (4 GI) est le point le plus important pour le contrôle de la douleur dans tout le corps, surtout en ce qui concerne les organes des sens (yeux, oreilles, nez) et les maux de tête (figure 3.2).

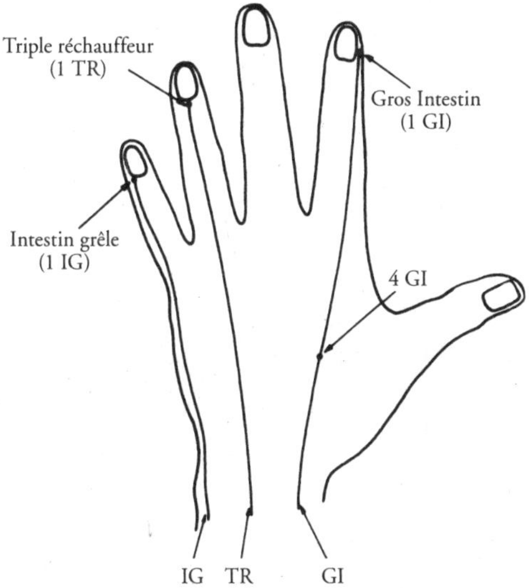

Figure 3.2

Les lignes principales de la paume

Les trois principales lignes de la paume sont la ligne de vie, la ligne de l'intellect et la ligne de l'émotion (figure 3.3).

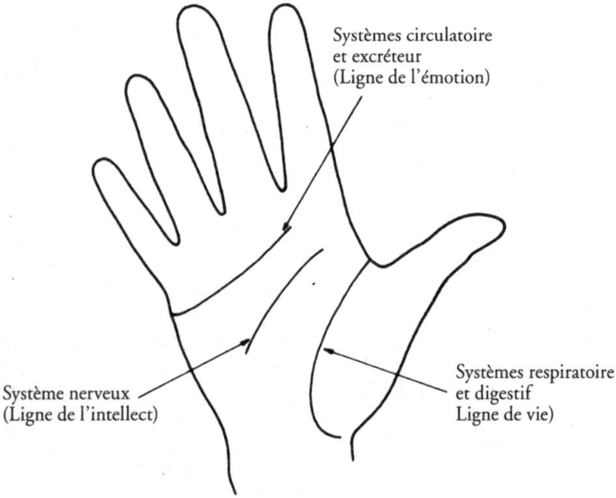

Figure 3.3
Les trois lignes principales de la paume

Les doigts sont en rapport avec des fonctions corporelles

Les doigts sont reliés aux méridiens des organes (figure 3.4). Les articulations des os des doigts sont aussi reliées à des organes et aux sens et émotions qui leur correspondent.

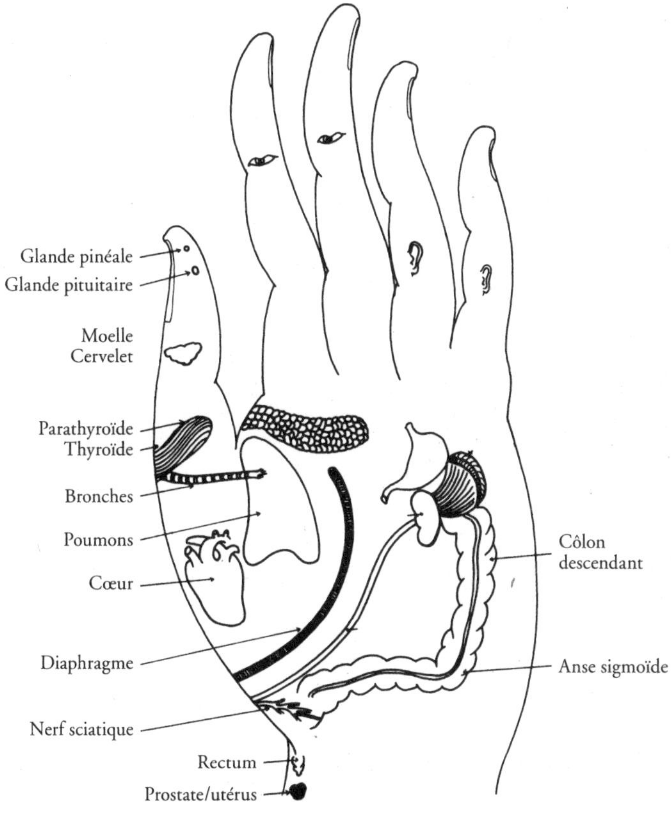

Figure 3.4 Les doigts et les fonctions corporelles qui leur correspondent par l'intermédiaire des méridiens des organes

Tonifiez les extrémités

Tonifier les extrémités vous aidera à stimuler les organes. Dans les bouts des doigts passent beaucoup de minuscules veines et artères (figure 3.5). Lorsque nous vieillissons et que nous ne faisons pas assez d'exercice, la circulation du chi s'affaiblit et peut se bloquer. La circulation du sang en est affectée et durcit les veines et les artères. Quand nous avons froid, c'est dans les mains que nous le ressentons en premier. Pour se réchauffer vite, il faut commencer par les mains et les pieds.

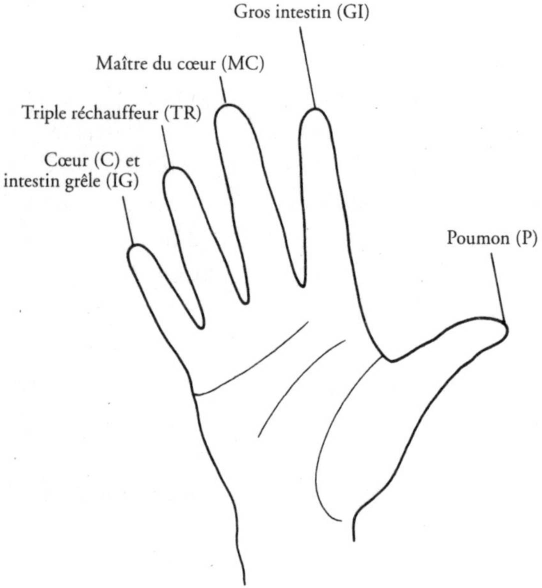

Figure 3.5
Tonifier les extrémités vous aidera à stimuler les organes

Massez les mains pour accroître la circulation du

Masser vos mains et vos paumes vous aidera à accroître la circulation du chi le long des méridiens correspondants et vous permettra d'améliorer de façon harmonieuse les fonctions de la respiration, de la circulation et de la digestion.

Préparation

⇨ **A.** Attendez au moins une heure après avoir mangé.

⇨ **B.** Essayez cet exercice tout de suite après ceux du Sourire Intérieur ou des Six Sons de Guérison[1]. Pour de meilleurs résultats, si vous avez déjà appris les méditations de l'Orbite Microcosmique ou de la Fusion, pratiquez-les également avant cet exercice.

⇨ **C.** Asseyez-vous confortablement sur la pointe des fesses, au bord d'une chaise. Assurez-vous que vos pieds sont bien plantés au sol. Desserrez votre ceinture. Ôtez vos lunettes, votre montre et vos chaussures.

⇨ **D.** En général, il faut masser chaque partie six à neuf fois. Insistez davantage sur les endroits problématiques.

⇨ **E.** Les personnes alitées peuvent pratiquer l'exercice au lit.

---

[1] Pour un exposé détaillé sur le Sourire Intérieur et les Six Sons de Guérison, on se reportera au précédent ouvrage de l'auteur : *Transformez votre stress en vitalité.*

Pratique

A. Amenez le chi dans les mains (fig. 3.6)

⇨ **1.** Inspirez, contractez votre vagin ou vos testicules, vos fesses et aussi la partie de l'anus désignée – l'avant, l'arrière, la droite, la gauche, le centre ou l'anus entier. Au début, vous ne serez peut-être pas sensible à ces distinctions, mais vous le deviendrez. La partie de l'anus contractée correspond généralement à l'endroit qu'il faut masser. Par exemple, vous contractez le côté gauche de l'anus en massant le poumon gauche.

⇨ **2.** Retenez votre souffle et maintenez les contractions, serrez les dents et plaquez votre langue contre le palais, tout en frottant vigoureusement vos mains. Cela stimule les douze méridiens des mains.

⇨ **3.** Continuez à frotter vos mains tout en retenant votre souffle et en contractant l'anus. Ressentez la chaleur de votre visage. Puis, visualisez l'énergie affluant dans vos mains.

⇨ **4.** Lorsque la chaleur parvient à votre visage et à vos mains, dirigez votre attention sur la zone appropriée et massez cette région jusqu'à ce que vous soyez à court de souffle. Expirez et respirez normalement. Souriez et tâchez de prendre conscience de la partie massée. Sentez que cet endroit est particulièrement chaud et que les énergies circulent.

⇨ **5.** Répétez ce processus en entier pour chaque zone à masser ou chaque fois que vos mains se refroidissent. Il faut que vos mains soient toujours très chaudes pour l'auto-massage. Des mains froides n'auraient que peu d'effet.

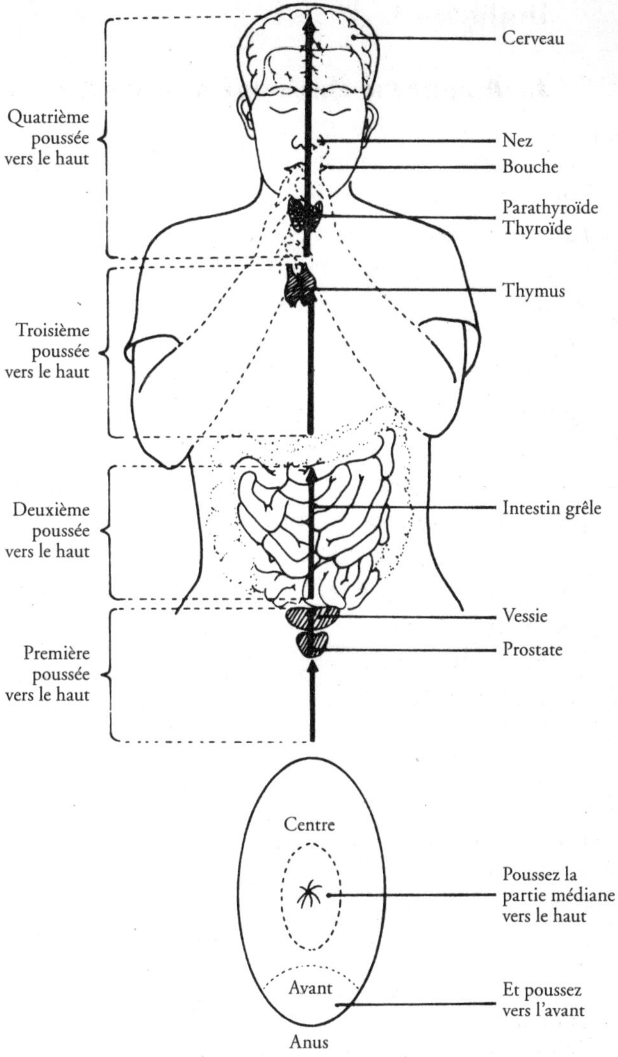

Figure 3.6
Amenez l'énergie du chi dans les mains

B. Massez les mains

Commencez toujours par frotter vos mains jusqu'à ce qu'elles deviennent chaudes.

⇨ **1.** Massez le péricarde (8 MC). Servez-vous du pouce pour exercer un mouvement circulaire au centre de la paume (figure 3.7).

⇨ **2.** Massage de l'Hegu (14 GI). À l'aide du pouce, massez le point en tournant, et appuyez davantage sur l'os de l'index. Trouvez le point douloureux et massez jusqu'à ce que la douleur disparaisse (figure 3.8).

⇨ **3.** Massage des principales lignes de la paume. Servez-vous du pouce pour masser le long des lignes de la paume. Masser davantage vers l'os du pouce et le long de cet os. En cas d'excès d'émotion rentrée, trouvez le point douloureux et massez-le (figure 3.9).

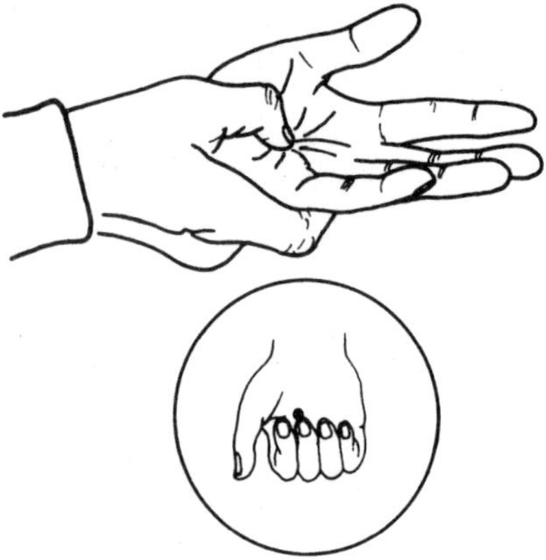

Figure 3.7 Massage du Maître du cœur. Les doigts étant repliés dans la paume, le poing à demi fermé, le péricarde est le point juste au bout du majeur.

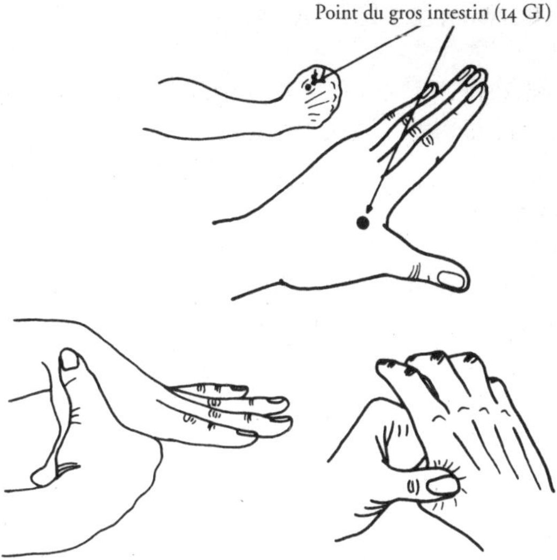

Figure 3.8
Massage du 14 GI

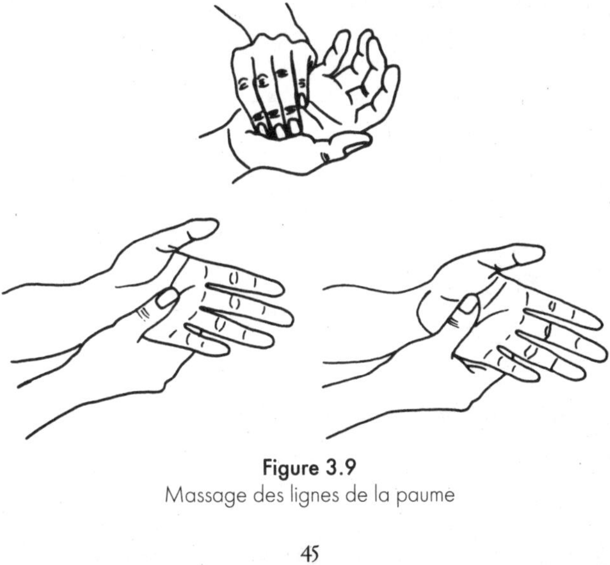

Figure 3.9
Massage des lignes de la paume

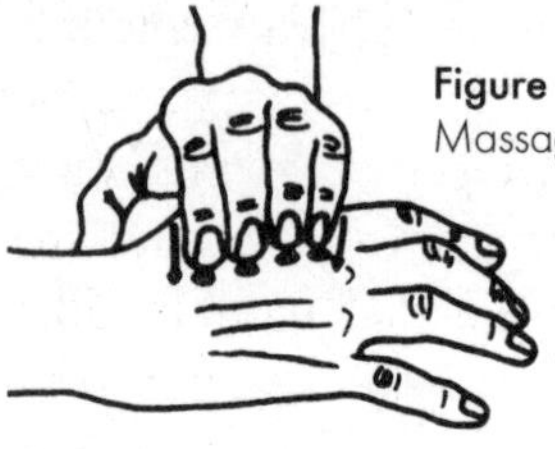

Figure 3.10
Massage du dos de la main

⇨ **4.** Massez le dos de la main. Appuyez avec le pouce le long des os. Si vous rencontrez un point sensible, massez-le plus longtemps (figure 3.10).

⇨ **5.** Massez les doigts. Frottez-vous toujours les mains pour qu'elles soient chaudes. Servez-vous des doigts de la main droite pour envelopper le pouce gauche et, un par un, pressez, serrez et relâchez de trois à six fois chaque doigt de la main gauche. Commencez par la main gauche puis passez aux doigts de la main droite, en massant les parties concernées. Cela vous aidera considérablement à contrôler les émotions (figure 3.11).

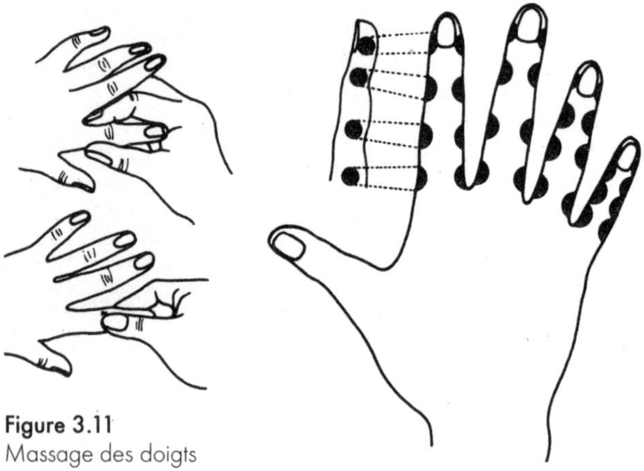

Figure 3.11
Massage des doigts

S'il vous arrive d'être effrayé ou craintif, entourez de vos doigts l'auriculaire en commençant par le côté gauche avant le côté droit. Ce geste pourra s'avérer d'un grand secours lorsque vous devrez affronter une situation difficile : par exemple parler en public, aller à un entretien ou rencontrer des gens importants. Pratiquer l'exercice des Sons du Rein et du Cœur apportera une aide supplémentaire. Quant à l'annulaire, il contrôle la colère ; lorsque vous sentez monter la colère, essayez de l'entourer plusieurs fois pour voir ce qu'il advient.

L'exercice quotidien du Sourire Intérieur et des Six Sons de Guérison est la meilleure façon de contrôler les émotions négatives. Beaucoup de personnes sont esclaves de la cigarette, des drogues ou de l'alcool. Les toxines que renferment ces substances se déposent dans les organes et dans le système nerveux, ce qui les fait sombrer dans la suractivité et leur procure un sentiment d'exaltation. Mais quand l'effet est passé, il ne reste pas grand-chose de toute cette énergie, et ils deviennent nerveux et émotifs. À ce moment-là, ils peuvent faire l'exercice du Sourire Intérieur et de la circulation de l'Orbite Microcosmique tout en se tenant les doigts, en particulier l'annulaire. Cela les tranquillisera. Bien des gens utilisent ce simple moyen pour éviter de boire, de fumer ou de se droguer. La pratique du Tao donnera au disciple la force et le pouvoir de débarrasser son système des toxines accumulées, en éliminant les mauvaises habitudes.

Les doigts correspondent à des émotions, à des éléments et à des organes (fig. 3.12)

⇨ **A.** Le pouce correspond à l'élément terre et il est relié à l'estomac. L'émotion qui lui est associée est l'anxiété.

⇨ **B.** L'index correspond à l'élément métal et il est relié aux poumons et au gros intestin. Les émotions qui lui sont associées sont la tristesse, le chagrin et la dépression.

⇨ **C.** Le majeur correspond à l'élément feu et il est relié au cœur, à l'intestin grêle, aux systèmes circulatoire et respiratoire. Les émotions qui lui sont associées sont l'impatience et la précipitation.

⇨ **D.** L'annulaire correspond à l'élément bois et il est relié au foie, à la vésicule biliaire et au système nerveux. L'émotion qui lui est associée est la colère.

⇨ **E.** L'auriculaire correspond à l'élément eau. Il est relié aux reins et l'émotion qui lui est associée est la crainte.

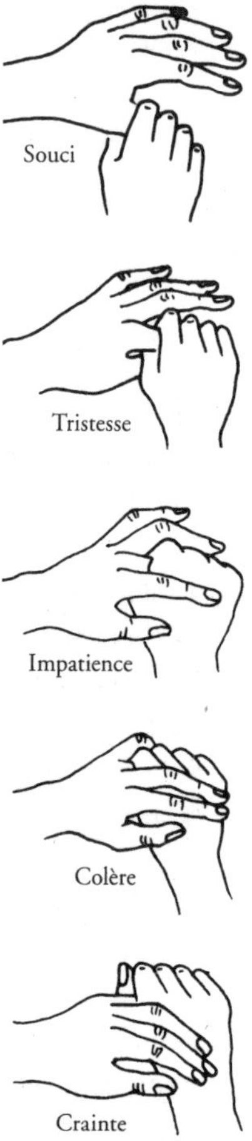

Figure 3.12
Les émotions, les éléments et les organes qui correspondent aux doigts

Le massage de la tête

Le massage de la tête se fait dans les cas de maux de tête, de nervosité, et de déséquilibre de l'énergie du chi dans le cerveau.

Les causes des maux de tête et de la nervosité sont très complexes. La tête est le siège de tous les nerfs et le centre de contrôle du système entier. De nos jours, beaucoup de jeunes sont très nerveux, et cette nervosité entraîne de l'insomnie, de l'anorexie, l'accélération du rythme cardiaque, des difficultés respiratoires, de la fatigue, de la paresse, etc. Aucun de ces maux ne semble symptomatique en soi, mais comme ils affectent gravement l'efficacité au travail, on finit aussi par les associer à la maladie mentale.

Le massage du crâne fortifiera le système nerveux. La langue collée au palais, comme il se doit pendant tout massage, et les yeux allant de gauche à droite, vous pouvez ressentir la stimulation de l'énergie du chi circulant dans le même sens. Cet exercice équilibre les deux hémisphères du cerveau et renforce les glandes, les organes et les sens.

Le massage de la tête et du crâne stimulera la circulation du sang et la nutrition du crâne et des cheveux. Nous connaissons des personnes dont les cheveux blancs sont redevenus noirs et d'autres dont la calvitie s'arrêta et dont les cheveux repoussèrent, devenant même plus souples. Le matin et le soir avant de dormir, vous devriez vous brosser les cheveux au moins vingt-cinq à cinquante fois. Prenez une bonne brosse et faites attention au cuir chevelu : si vous l'égratignez, cela risquerait de faire mal ou de provoquer une migraine.

La tête

A. Le point de la couronne (fig. 4.1)

Celui-ci est situé au centre de la couronne ; dans la région de la fontanelle, où un crâne d'enfant peut encore présenter une légère dépression. Ce point de la couronne est le carrefour d'une centaine de canaux par lesquels passe l'énergie du corps. Massez cette partie avec les deux majeurs à la fois.

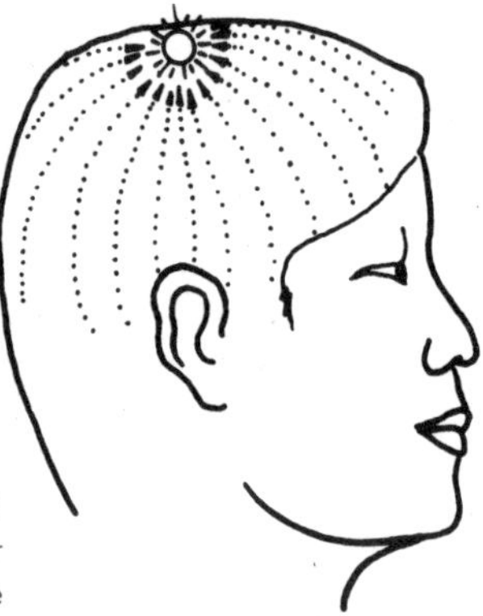

Figure 4.1
Le point de la couronne est le carrefour d'une centaine de canaux d'énergie

Vous soulagerez ainsi vertiges et migraines dus à un excès d'énergie dans la tête ; ce massage est également excellent pour les personnes souffrant d'hypertension, et il stimule le système nerveux.

B. Amenez le chi dans les mains et le visage

Inspirez, contractez l'organe sexuel, les fesses et le centre de l'anus. Frottez-vous les mains, serrez les dents et collez la langue contre le palais. Quand vous sentez la chaleur envahir vos mains, votre visage et votre tête, respirez normalement et commencez le massage.

C. Donnez de petits coups sur la tête (fig. 4.2)

Tapotez la tête avec les jointures des mains, tout autour de la tête. Cette opération peut aider à clarifier

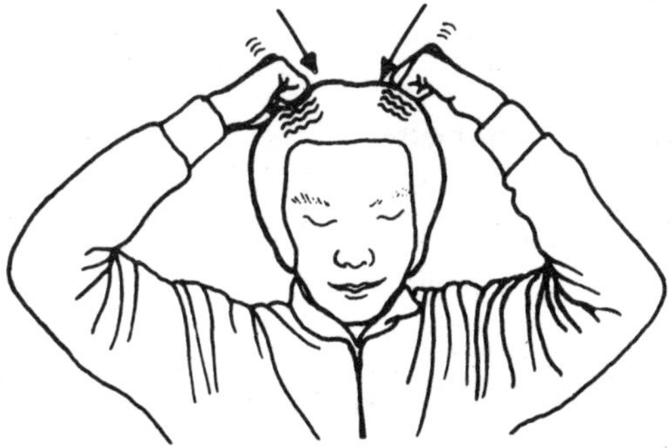

Figure 4.2 Donnez de petits coups sur la tête

le cerveau, à supprimer l'entêtement et à aiguiser la pensée. Beaucoup de nos élèves utilisent ce moyen pour relâcher la tension de la vie moderne, due au progrès rapide de la technologie et au sentiment qu'il faut toujours lutter pour ne pas se laisser distancer. Chaque année, des étudiants se suicident à cause des pressions et du stress qui s'accumulent dans leur tête et les empêchent de réfléchir clairement; tout, dans la société, en vient à leur apparaître comme une contrainte, génératrice d'anxiété, de peur, de tristesse et de toutes sortes d'émotions confuses. Le simple fait de se tapoter la tête peut relâcher la pression et le stress qui s'y sont accumulés.

D. Retenez votre souffle pour accroître la circulation du chi

En retenant votre respiration, vous augmentez l'afflux du chi vers votre visage. Beaucoup de canaux se rejoignent dans le crâne, en particulier au point de la couronne.

E. Le cuir chevelu (fig. 4.3)

Préparez vos mains, votre tête et votre cuir chevelu en les réchauffant. Servez-vous de vos deux mains comme d'un peigne; tout en exerçant une forte pression, déplacez-les lentement en massant le cuir chevelu, depuis la racine des cheveux jusqu'à la base du crâne. En même temps, dirigez mentalement votre

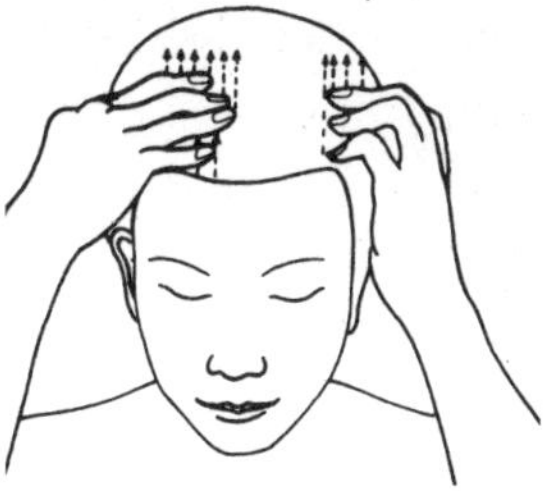

Figure 4.3 Massage du cuir chevelu

énergie de la nuque vers les pieds. Répétez cela six à neuf fois. Massez davantage aux endroits douloureux jusqu'à disparition de la douleur.

F. L'occiput (fig. 4.4)

Avec les pouces, massez l'arête à la base du crâne jusqu'à ce que toute douleur ait disparu (figure 4.5). Cet exercice vous aidera à dissiper les maux de tête et les douleurs oculaires et améliorera votre vue. Dans la tradition Tao, cet endroit s'appelle la « réserve du vent », parce qu'il a tendance à recueillir le « vent mauvais », cause principale de toutes les douleurs des sens.

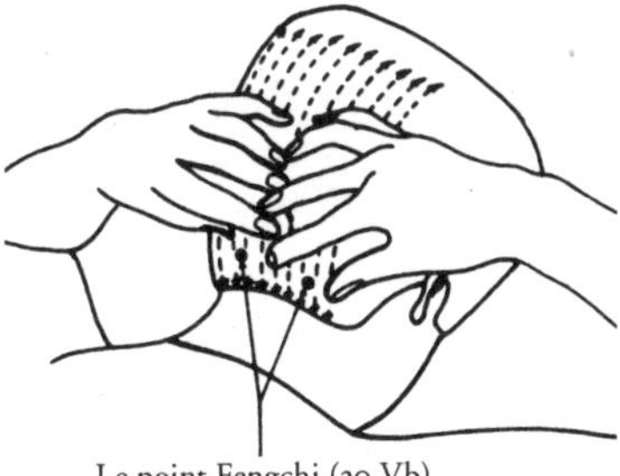

Figure 4.4
La calotte du crâne, l'occiput

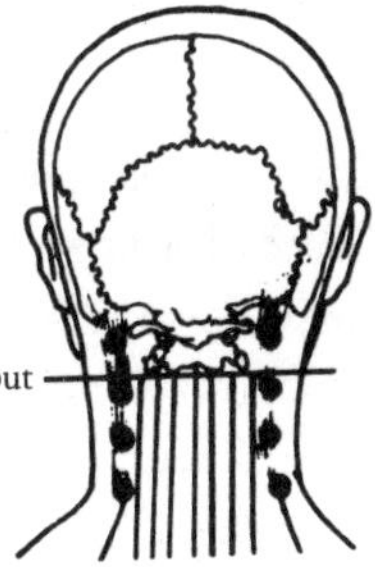

Figure 4.5
De la racine des cheveux à la base du crâne

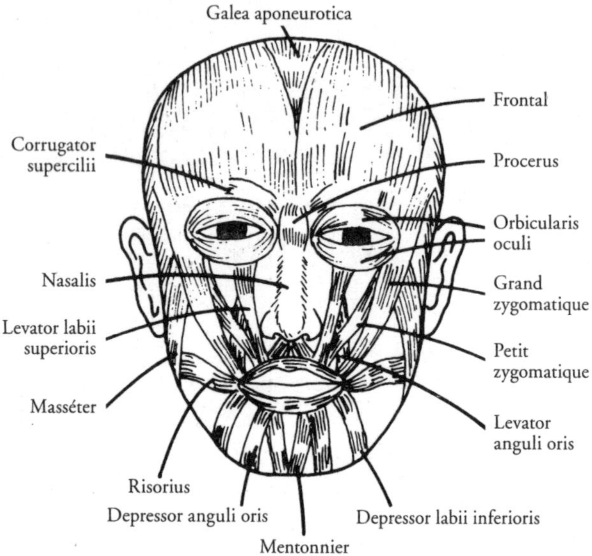

Figure 4.6 Les muscles faciaux

Le visage (figs 4.6, 4.7, 4.8 et 4.9)

A. La beauté naturelle

Masser le visage avec le chi est beaucoup plus efficace que les crèmes et les produits de beauté les plus chers (figure 4.10). Vous aurez un teint éblouissant et vos rides finiront par disparaître. Beaucoup de méridiens passent par le visage ou y ont leur extrémité. S'ils sont bloqués, la circulation du chi s'en ressent. C'est notre visage qui donne de nous la première impression, celle qui reste imprimée dans l'esprit des gens. La circulation du chi lui donne une énergie attirante, personnelle.

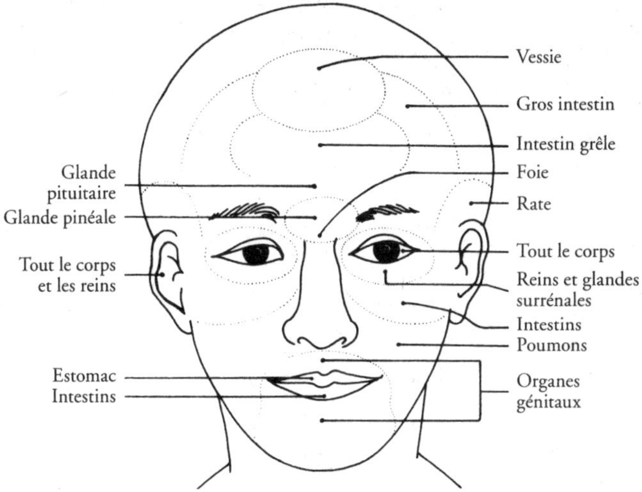

Figure 4.7
Correspondances entre les zones du visage et les organes

B. Amenez le chi au visage

Inspirez, contractez votre organe sexuel, vos fesses, ainsi que le centre et le devant de l'anus. Retenez votre souffle, frottez vos mains ensemble, serrez les dents et plaquez la langue contre le palais. Au moment où vous sentez la chaleur envahir votre visage, visualisez l'énergie affluant à vos mains. Lorsqu'elles sont très chaudes, concentrez-vous sur votre visage et retenez votre souffle jusqu'à ce que votre visage devienne chaud.

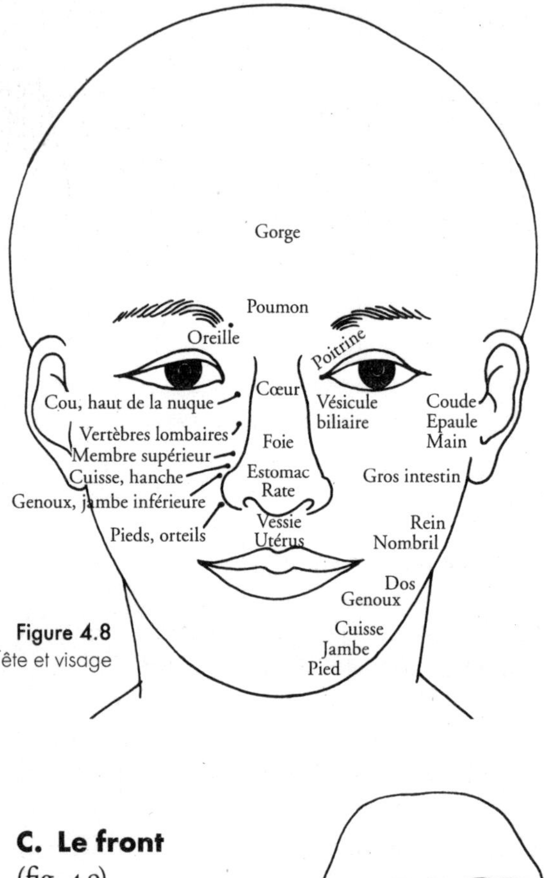

Figure 4.8
Tête et visage

C. Le front
(fig. 4.9)

En utilisant alternativement les deux mains, frottez votre front d'un côté à l'autre de six à dix fois.

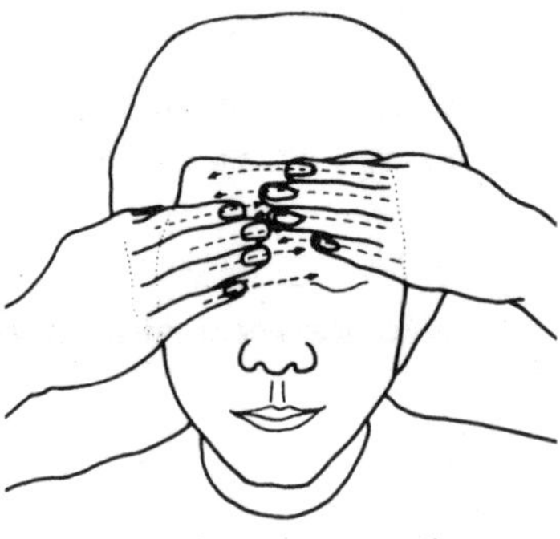

Figure 4.9 Frottez votre front

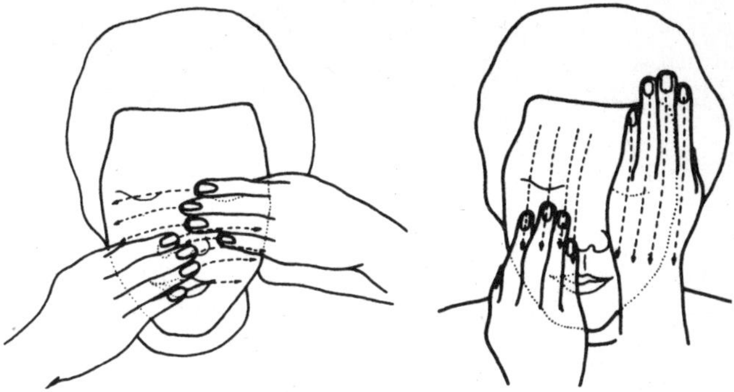

Figure 4.10
Votre propre énergie du chi est
le produit de beauté par excellence

D. Le milieu du visage

Frottez la partie médiane du visage, des sourcils jusqu'au bout du nez.

E. Le bas du visage

Faites la même chose pour la partie inférieure du visage, en dessous du nez et jusqu'au menton.

F. L'ensemble du visage

Amenez à nouveau l'énergie à vos mains. Inspirez, couvrez tout votre visage avec les paumes et massez-le (figure 4.11). Appliquez un mouvement vers le

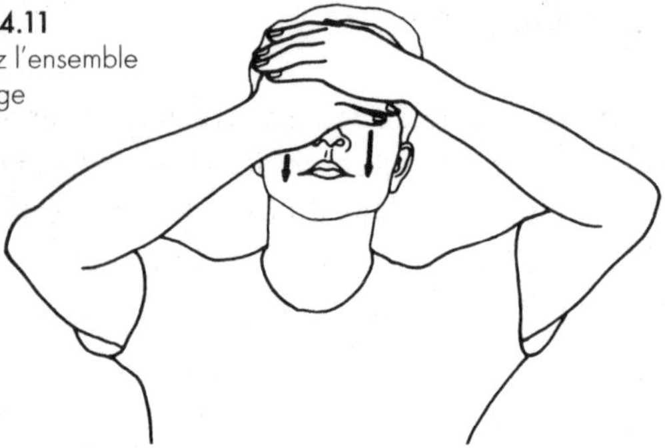

Figure 4.11
Massez l'ensemble du visage

haut pour diminuer les rides. Expirez et détendez le visage. Reposez-vous et souriez à votre visage jusqu'à ce qu'il fourmille de chaleur.

G. Le milieu du front

Utilisez alternativement la deuxième jointure des index pour masser le milieu du front, à partir du centre vers les tempes (figure 4.12).

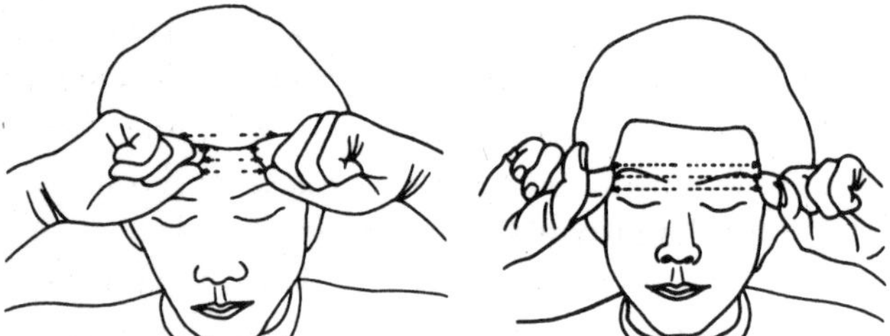

Figure 4.12
Massez le milieu du front

Les tempes

À l'aide de vos index, massez vos tempes en décrivant des cercles, tout d'abord dans le sens des aiguilles d'une montre, puis dans l'autre sens. Massez le front et les tempes; servez-vous de l'articulation pour frotter dix à vingt fois du milieu du front jusqu'aux tempes (figure 4.13). Ces exercices diminueront les maux de tête localisés dans le front et dans les tempes. Trouvez le point douloureux et massez jusqu'à ce que la douleur disparaisse.

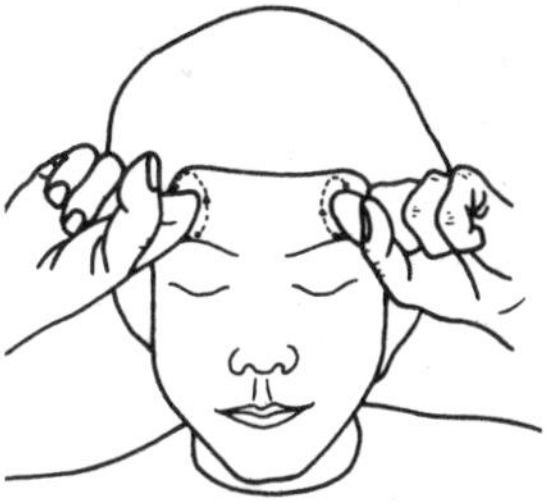

Figure 4.13 Massage des tempes

La bouche

Lorsqu'on est déprimé, les coins de la bouche s'affaissent. L'apparence de joie, de bonheur et de charme dépend beaucoup des yeux et des coins de la bouche. Lorsque le stress, la dépression ou la tristesse provoquent un relâchement des muscles de la bouche, les commissures des lèvres s'abaissent et le système énergétique fonctionne au ralenti. Personne n'aime regarder un visage déprimé ou triste, car il transmet à autrui les mêmes sentiments.

Le pouvoir d'attraction réside avant tout dans la circulation de l'énergie à travers le corps et dans l'expression du visage. Le massage des muscles de la bouche aide à relever les commissures des lèvres.

Le Sourire Intérieur et le relèvement des coins de la bouche sont très importants pour accumuler de l'énergie attractive.

A. Massage pour embellir la bouche

Placez le pouce et l'index de votre main droite sur les deux coins de votre bouche et sentez le chi de ces deux doigts passer aux commissures des lèvres. Pressez doucement et poussez de deux centimètres vers le haut, lâchez et recommencez en pressant vers le haut, de dix à vingt fois par jour (figure 4.14).

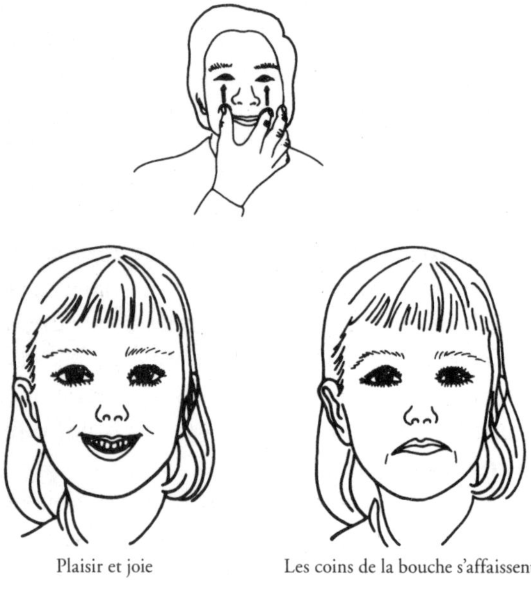

Plaisir et joie — Les coins de la bouche s'affaissent

Figure 4.14 Massage pour embellir la bouche

Les yeux

Les yeux sont les fenêtres de l'esprit (figure 4.15). Le taoïsme considère les yeux comme l'énergie Yang qui guide toute la circulation du chi dans le corps. Les yeux peuvent considérablement affecter votre personnalité. Certains naissent avec le blanc des yeux très développé – trois parties de blanc pour une d'iris. On dit parfois qu'ils ont des « yeux de voleur » ou des « yeux menaçants ». De tels yeux peuvent donner une allure suspecte et laisser une mauvaise impression. Grâce aux exercices que je vais décrire, vous pourrez corriger la taille du blanc de vos yeux.

Étant reliés à l'intégralité du système nerveux, les yeux ont une importance particulière. Ils révèlent l'état de santé de votre corps entier. On peut y lire quels organes sont affaiblis ou intoxiqués. En massant les yeux on allège le stress des organes vitaux. De nos jours, les gens utilisent leurs yeux beaucoup plus que par le passé pour lire, regarder la télévision, travailler avec des ordinateurs, des appareils électroniques ou des microscopes. Ces activités fatiguent énormément les yeux et relâchent les ouvertures des organes des sens, dont l'énergie se perd.

Dans le taoïsme, nous considérons les yeux comme les portes de l'âme et aussi comme l'ouverture du foie (figure 4.16).

Lorsque vous frottez à proximité des coins des yeux, ne le faites pas trop fort, sinon ils risquent de s'affaisser. Frottez délicatement vers le haut.

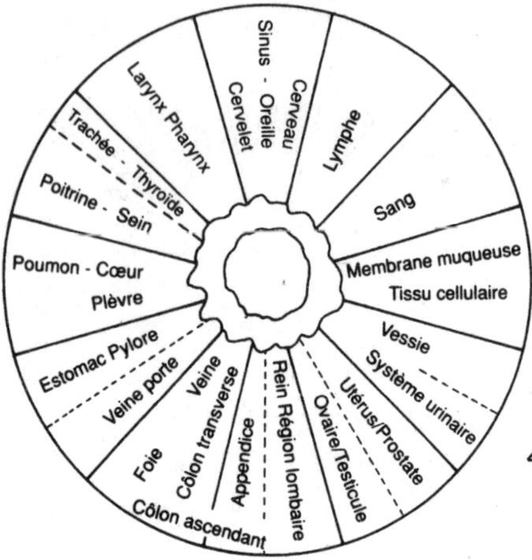

Figure 4.15a
Les yeux sont les fenêtres de l'esprit

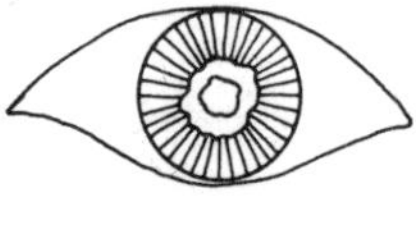

Œil droit

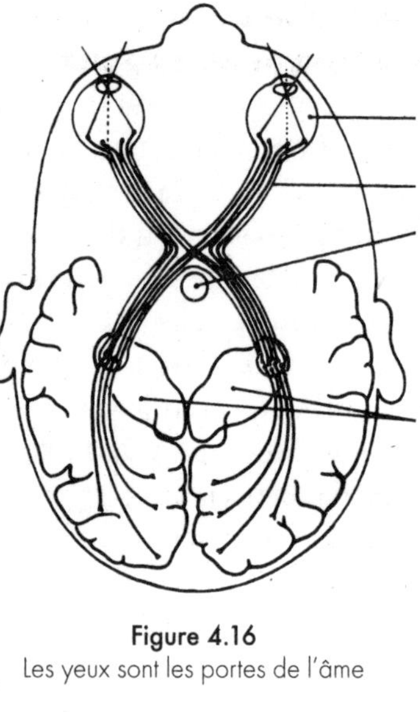

Figure 4.16
Les yeux sont les portes de l'âme

Figure 4.15b
Les yeux sont
les fenêtres de l'esprit

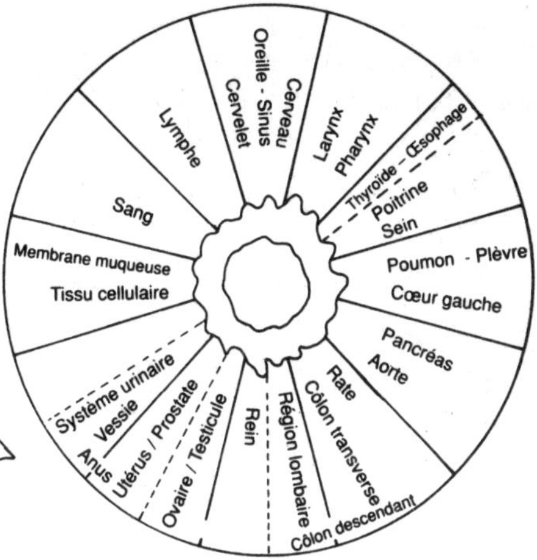

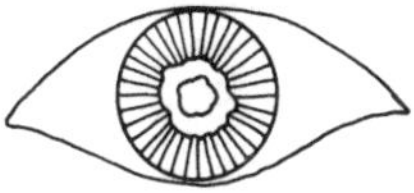

Œil gauche

A. Amenez le chi dans les mains et les yeux

Répétez l'opération destinée à faire venir l'énergie dans les mains en inspirant ; en retenant votre souffle, en contractant l'organe sexuel, les fesses, le centre de l'anus ainsi que ses côtés droit et gauche. Dirigez le chi vers les deux yeux. Frottez-vous les mains, serrez les dents, plaquez la langue contre le palais. Dirigez l'énergie vers le visage et ensuite vers les mains. Quand vos mains sont chaudes, concentrez-vous sur vos yeux jusqu'à ce que vous sentiez qu'ils sont remplis d'énergie.

B. Les globes oculaires et la région avoisinante

Fermez les yeux. Du bout des doigts, massez doucement les globes oculaires à travers vos paupières fermées, six à neuf fois dans le sens des aiguilles d'une montre et six à neuf fois dans le sens contraire. Massez ensuite le pourtour des paupières le même nombre de fois (figure 4.17). Soyez attentif aux points douloureux, qu'il faut masser jusqu'à disparition de la douleur. Accordez une attention particulière aux coins intérieurs et extérieurs des yeux. Ces points sont situés sur le méridien de la vésicule biliaire et il suffit de les masser pour soulager les affections de l'œil.

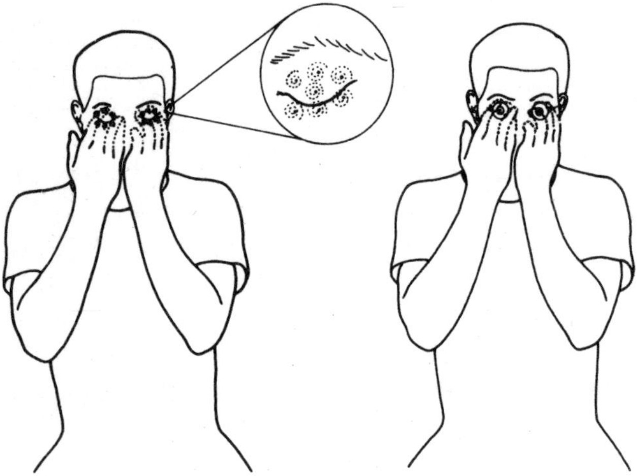

Figure 4.17
Du bout des doigts, massez doucement les globes des yeux

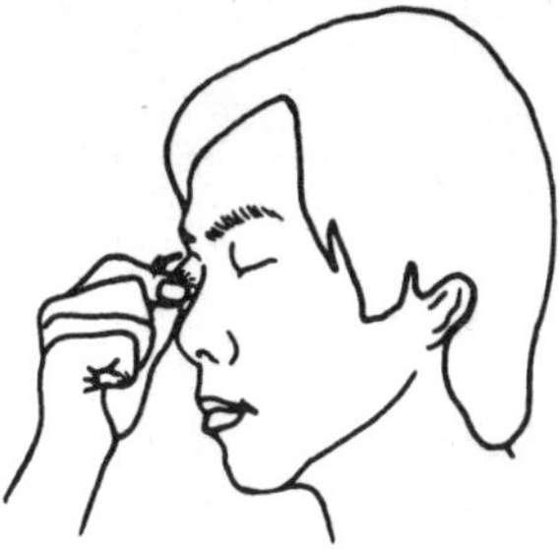

Figure 4.18
Soulevez les paupières

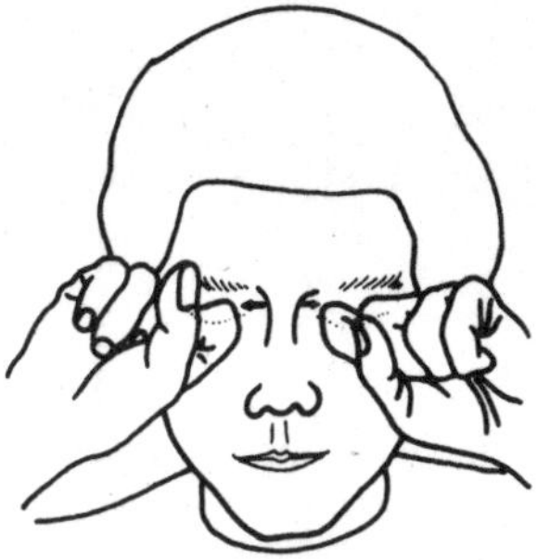

Figure 4.19
Massage des orbites

C. Soulevez les paupières

En soulevant les paupières, vous augmenterez la circulation. Avec le pouce et l'index, pincez, soulevez et relâchez six à neuf fois les paupières (figure 4.18).

D. Les orbites

Pliez les index et servez-vous de la seconde phalange de vos pouces pour frotter entre six et neuf fois la cavité osseuse en haut et en bas des orbites (figure 4.19).

E. Faire couler une larme

Tenez un index à vingt centimètres de vos yeux, ou tracez un trait sur le mur à environ un mètre quatre-vingt de vous. Regardez-le attentivement sans ciller jusqu'à ce que les yeux vous brûlent (figure 4.20).

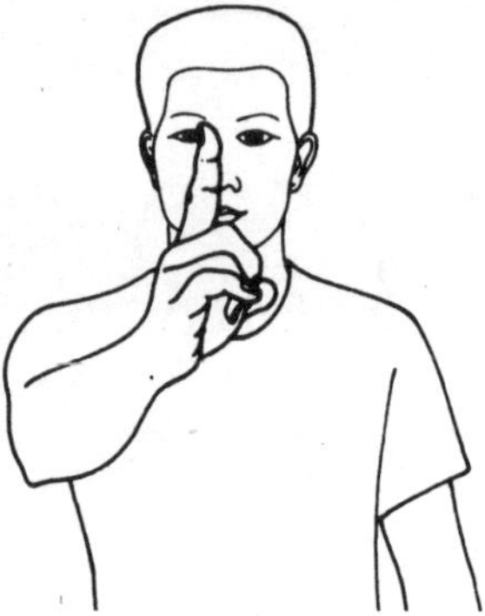

Figure 4.20
Faire couler une larme

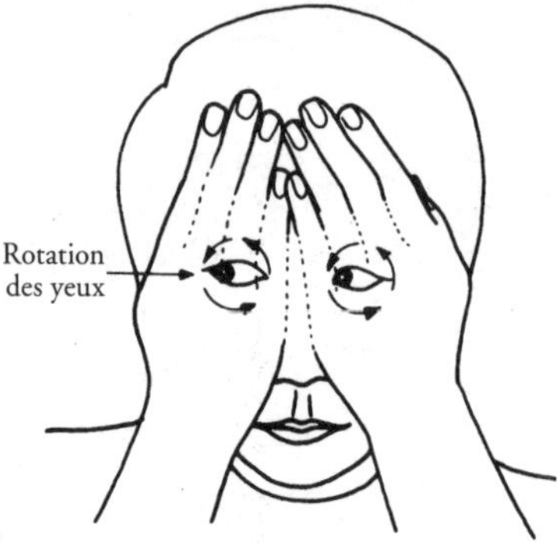

Figure 4.21
Absorption du chi par les yeux

Les taoïstes pensent que cette brûlure élimine les toxines du corps. Cet exercice vous fera pleurer et fortifiera vos yeux. Ensuite, frottez vos mains pour les chauffer ; fermez les yeux et couvrez vos orbites avec vos paumes. Sentez le chi des mains qui est absorbé par les yeux (figure 4.21). Faites faire six à neuf rotations à vos yeux, d'abord dans le sens des aiguilles d'une montre, puis en sens inverse.

F. Rentrez les globes oculaires

Les yeux se divisent en cinq parties. Chacune est étroitement liée à des organes et des nerfs (figure 4.22). Prenez conscience de vos yeux (figure 4.23).

Les mouvements pratiqués sur les globes de l'œil exercent les organes, les sens, les glandes et le cerveau (figure 4.24). Ce sont aussi d'excellents exercices pour les muscles des yeux. Beaucoup de muscles des

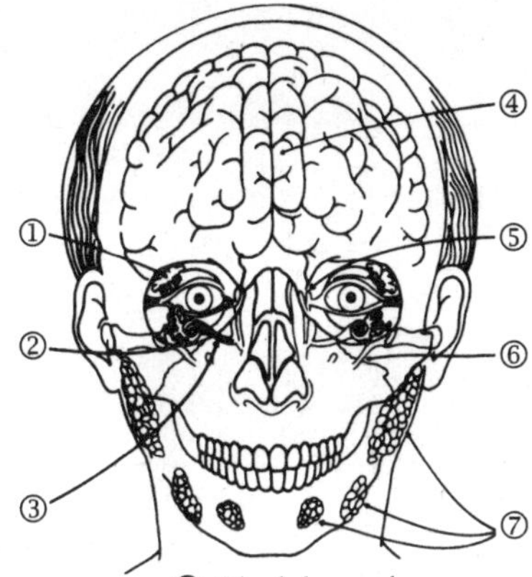

① Glande lacrymale
② Oreille interne
③ Nerf auditif
④ Cerveau
⑤ Canal lacrymal
⑥ Trompe d'Eustache
⑦ Glandes salivaires

Figure 4.22
Les différentes parties des yeux sont en liaison avec les sens et le cerveau

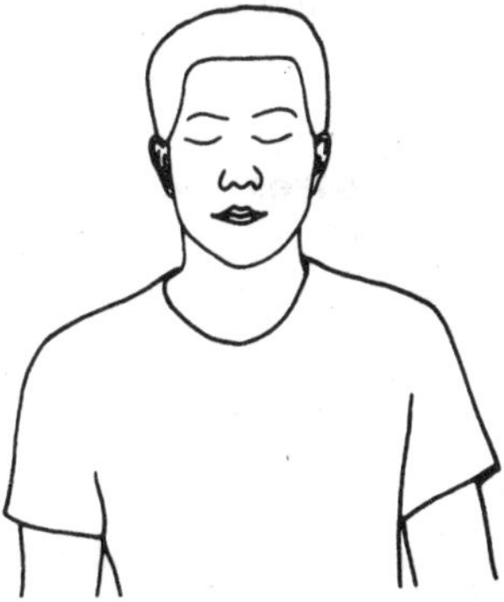

Figure 4.23
Prendre conscience de ses yeux

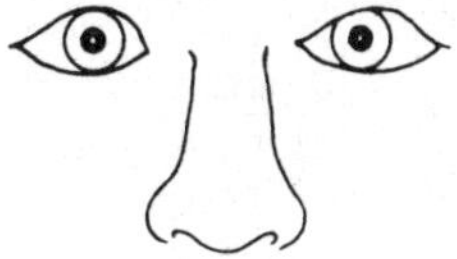

1. Faire pression sur l'oreille interne.

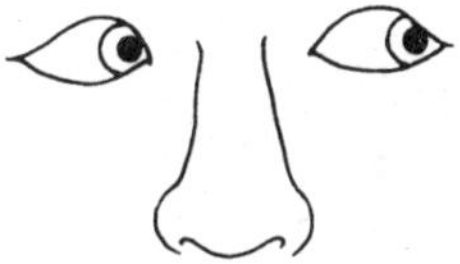

2. L'œil gauche fait pression sur le canal auditif, l'œil droit sur la trompe d'Eustache.

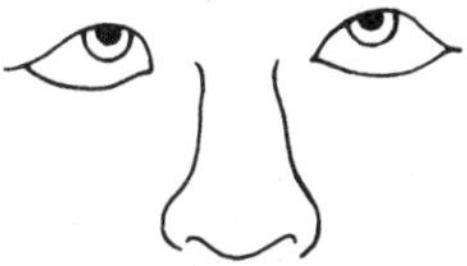

3. Faire pression sur la glande pituitaire.

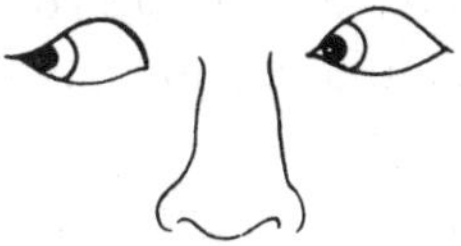

4. L'œil droit fait pression sur le canal auditif, l'œil gauche sur la trompe d'Eustache.

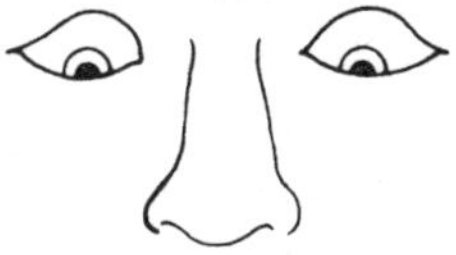

5. Faire pression sur la trompe d'Eustache.

Figure 4.24

yeux ne s'exercent pas assez, si bien qu'ils s'affaiblissent et que la vue s'appauvrit.

⇨ **1.** Les yeux toujours fermés et couverts par les paumes, inspirez, contractez l'anus et l'organe sexuel, et faites rentrer les globes dans les orbites.
⇨ **2.** Contractez le milieu de l'anus et des globes oculaires.
⇨ **3.** Contractez le devant de l'anus et le haut des globes oculaires.
⇨ **4.** Contractez l'arrière de l'anus et des globes oculaires.
⇨ **5.** Contractez le côté droit de l'anus et des globes oculaires.
⇨ **6.** Contractez le côté gauche de l'anus et des globes oculaires.

Cet exercice fortifie non seulement les yeux, mais aussi les glandes pituitaire et pinéale, ainsi que l'oreille interne, y compris le tympan et les conduits. Quand vous rentrez les globes oculaires et que vous les dirigez vers le haut, le regard tourné vers la couronne, vous exercez les muscles supérieurs et stimulez les glandes pituitaire et pinéale.

En contractant et rentrant le milieu de vos globes oculaires, vous exercez l'arrière des muscles de l'œil et l'oreille interne.

En exerçant une traction sur les coins extérieurs des yeux, vous renforcez les muscles latéraux de l'œil, ainsi que les canaux auditifs et les tympans.

En exerçant une traction sur les coins intérieurs des yeux, vous renforcez les muscles latéraux internes des yeux, ainsi que les canaux lacrymaux et le nez.

En exerçant une traction sur les parties inférieures de l'œil, vous faites pression sur les conduits inférieurs de l'oreille et sur le système nerveux.

G. Apprenez à maintenir le contact oculaire

Certaines personnes ont du mal à soutenir le regard de l'autre. Elles se sentent nerveuses et effrayées, leur voix baisse et devient presque inaudible à cause de la faiblesse des organes. Quand vous leur parlez, elles laissent errer leur regard plutôt que de vous regarder dans les yeux. Cela peut être dû à une déficience de la vésicule biliaire et des reins. Pour obtenir une amélioration, vous pouvez pratiquer le Sourire Intérieur, les Six Sons de Guérison et le Tao de jouvence, plus l'exercice de fixation du regard.

La première semaine, regardez votre visage dans un miroir pendant deux à cinq minutes chaque jour. Au bout de dix jours, commencez à fixer vos yeux et, pour améliorer votre confiance en vous, concentrez-vous particulièrement sur les iris. Peu à peu, votre crainte de regarder autrui dans les yeux disparaîtra.

Le nez

Le nez cumule plusieurs fonctions importantes. Lorsque nous respirons convenablement par le nez, et non par la bouche, le nez filtre les saletés et les empêche d'atteindre les poumons. Il se charge également de régler la température de l'air : si l'air est trop froid, il commence par le réchauffer. Sans cette action régulatrice, les températures extrêmes pourraient endommager nos poumons, nous rendre vulnérables aux maladies des voies respiratoires et sujets à des rhumes fréquents. Ceux qui pratiquent le système taoïste ont l'avantage d'attraper rarement des refroidissements.

Trois méridiens traversent le nez : ceux du gros intestin, de l'estomac et du vaisseau gouverneur. En frottant le nez, on améliore la régulation de la température, on stimule les organes situés au-dessus et on accroît la sécrétion hormonale. En Chine, il suffit de quelques aiguilles dans le nez pour anesthésier n'importe quelle partie du corps avant une opération.

Un nez en mauvaise santé affecte la personnalité. Un nez mince, plat et à l'allure malsaine, ou un nez mal formé, vous rend moins attirant. Un nez fort vous aide à avoir un bon chi. Le nez est le premier endroit par où pénètre le souffle de la vie.

Un nez faible s'infecte vite et une grande quantité de mucosités risque de couler dans les sinus. Un nez faible peut aussi affecter la voix. Un bon chanteur a toujours un bon nez. Frotter et masser le nez accroît le chi et améliore la circulation autour du nez.

A. Amenez le chi dans les mains

Répétez la méthode pour amener l'énergie à vos mains, en contractant la partie avant de l'anus.

B. Les narines

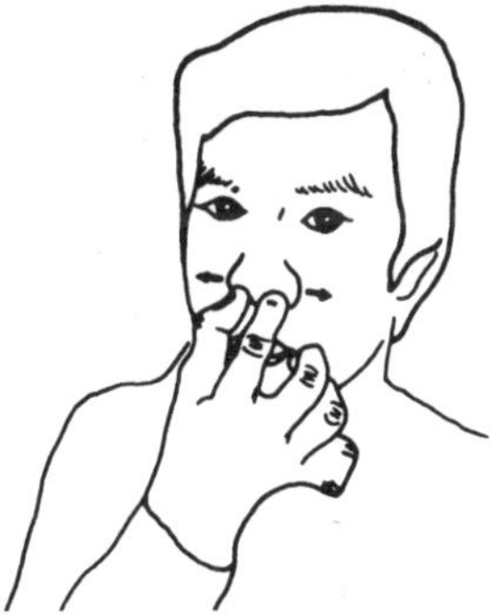

Figure 4.25
Élargissez vos narines

Élargissez vos narines (figure 4.25). Enfoncez le pouce et l'index dans les narines et bougez-les de gauche à droite, de bas en haut, dix à vingt fois. Cet exercice élargira le passage de l'air dans les poumons. Il contribuera aussi à soulager vos problèmes de sinus et à améliorer votre odorat.

C. Les arcades sourcilières

Avec le pouce et l'index, massez les arcades sourcilières et l'arête du nez en les pinçant de façon répétée. Ce faisant, inspirez doucement et imaginez que vous respirez de l'air pur; exhalez doucement en imaginant que vous rejetez de l'air vicié. Faites cela de neuf à trente-six fois (figure 4.26). C'est très efficace pour débloquer les sinus.

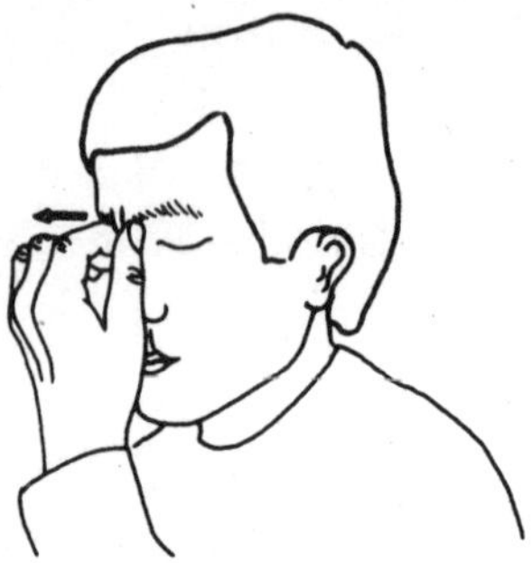

Figure 4.26
Massage des arcades

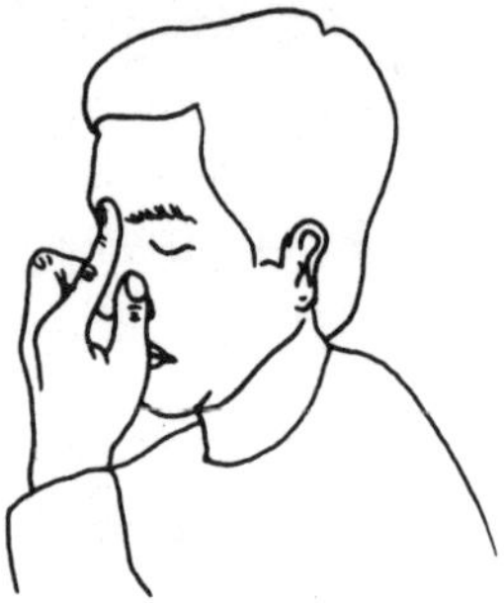

Figure 4.27
Massage de l'arête du nez

D. L'arête

Pour l'arête du nez, placez votre pouce et votre majeur de chaque côté de votre nez, directement sur l'os qui est perpendiculaire au nez. Placez votre index sur les arcades. Inspirez et appuyez doucement. Expirez et relâchez (figure 4.27). Sentez la chaleur de vos doigts et absorbez-la dans votre nez. Cet exercice peut améliorer votre concentration et calmer votre esprit.

E. Les ailes

Placez vos index sur les ailes de votre nez, massez lentement et agrandissez peu à peu votre mouvement de haut en bas; répétez ce geste de neuf à trente-six fois (figure 4.28). Là encore, cet exercice aide à débloquer les sinus et les nez bouchés. Ne le pratiquez pas trop fort au début, car les tissus de cette zone sont sensibles et fragiles, et ils s'infectent facilement. Frottez les ailes de votre nez de haut en bas jusqu'à ressentir de la chaleur. Cela vous fera du bien tout au long des hivers froids et chaque matin au réveil.

F. La racine

Massez doucement en augmentant peu à peu la pression quand vous serez sûr de ne pas vous faire mal. Massez alors vigoureusement en avant et en arrière, avec l'index placé à l'angle droit juste au-dessous du nez (figure 4.29). C'est efficace pour les sinus bloqués, pour les nez bouchés ou ceux qui coulent.

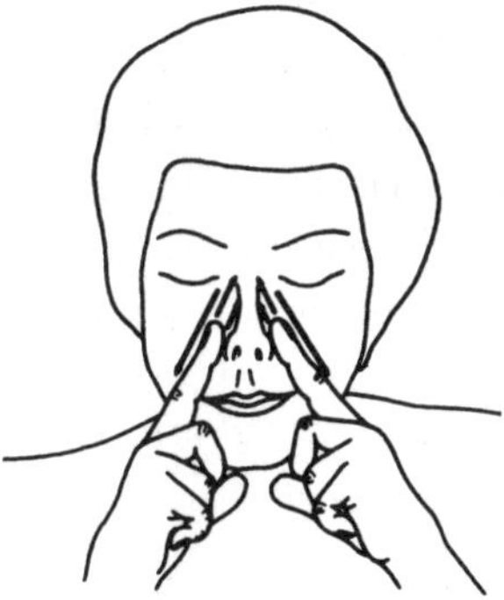

Figure 4.28
Massage des ailes du nez

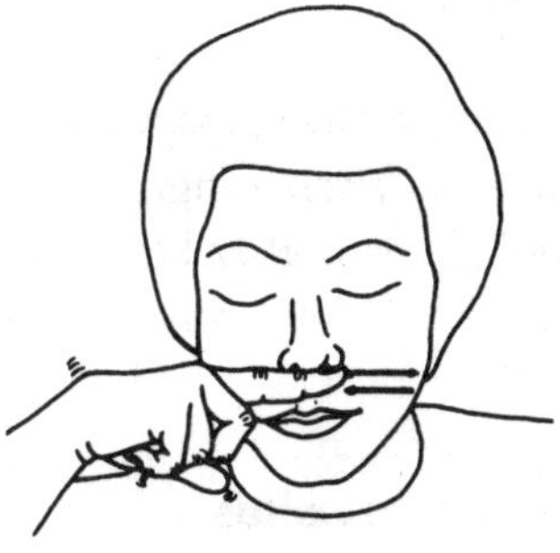

Figure 4.29
Massage de la racine du nez

Les oreilles

Les Chinois croient qu'une personne pourvue d'oreilles longues et épaisses vivra longtemps et en bonne santé, et que sa personnalité sera attirante. Les exercices suivants préviendront la perte de l'ouïe qui nous affecte graduellement avec l'âge. Les oreilles contiennent 120 points d'acupuncture, valables pour l'ensemble du corps. Nombreux sont aujourd'hui les acupuncteurs qui n'utilisent que les points de l'oreille, tant pour guérir quantité de maux que pour faire perdre du poids à leurs patients.

A. L'oreille externe

Répétez la méthode pour faire venir l'énergie à vos mains, en contractant les côtés gauche et droit de l'anus.

⇨ **1.** L'avant et l'arrière : l'index et l'annulaire écartés, frottez simultanément l'avant et l'arrière de vos oreilles (figure 4.30.1).

⇨ **2.** Les pavillons : frottez les pavillons de vos oreilles avec tous vos doigts. Cela stimule le système nerveux autonome et réchauffe tout le corps, surtout par temps froid (figure 4.30.2).

⇨ **3.** Les lobes : avec le pouce et l'index, tirez les lobes vers le bas (figure 4.30.3).

Exercices de la cavité de l'oreille : pour la cavité de l'oreille externe, répétez la méthode pour amener l'énergie à vos mains, en contractant les côtés gauche et droit de l'anus. Inspirez et expirez à fond. Mettez

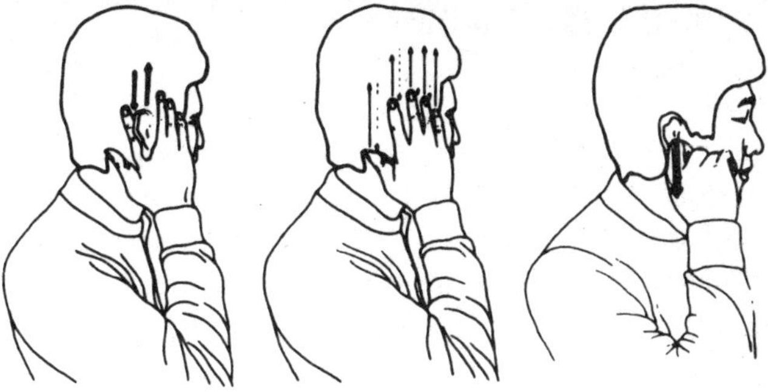

1. Frottez l'avant et l'arrière des oreilles

2. Frottez les pavillons

3. Tirez les lobes vers le bas

Figure 4.30

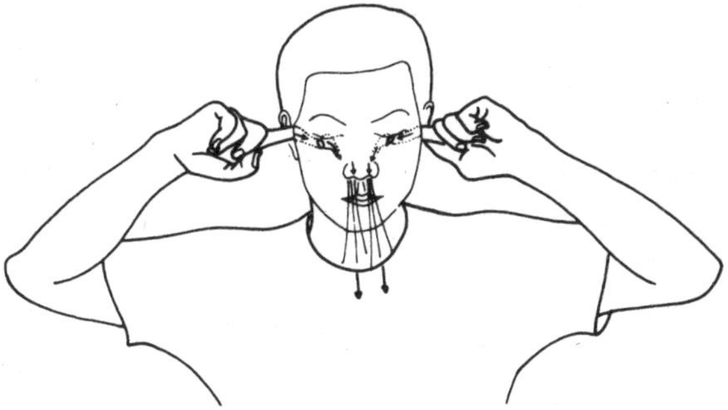

Figure 4.31
Exercice de la cavité de l'oreille externe

vos index dans vos oreilles; vous devez alors avoir une impression de vide dans les oreilles. Si ce n'est pas le cas, expirez plus profondément. Déplacez vos index d'avant en arrière six à neuf fois à votre propre rythme jusqu'à ce que vous sentiez l'intérieur de vos oreilles bouger, puis retirez vos doigts d'un geste vif (figure 4.31). Vous devriez entendre un «pop», et sentir que votre ouïe et votre esprit sont plus clairs.

B. L'oreille interne (fig. 4.32)

Utilisez à nouveau la méthode pour faire venir l'énergie à vos mains, en contractant les côtés gauche et droit de l'anus.

L'intérieur de l'oreille interne étant inaccessible, il reste habituellement inactif et s'affaiblit avec l'âge. Les deux exercices décrits ici utilisent la pression de l'air et les vibrations pour renforcer l'oreille interne. Les conduits auditifs, le conduit nasal et la bouche sont reliés ; c'est pourquoi notre exercice utilise la pression accumulée dans les poumons et la ramène à la bouche, augmentant ainsi la pression exercée sur les tympans de l'oreille interne. Voilà comment on exerce la cavité de l'oreille interne.

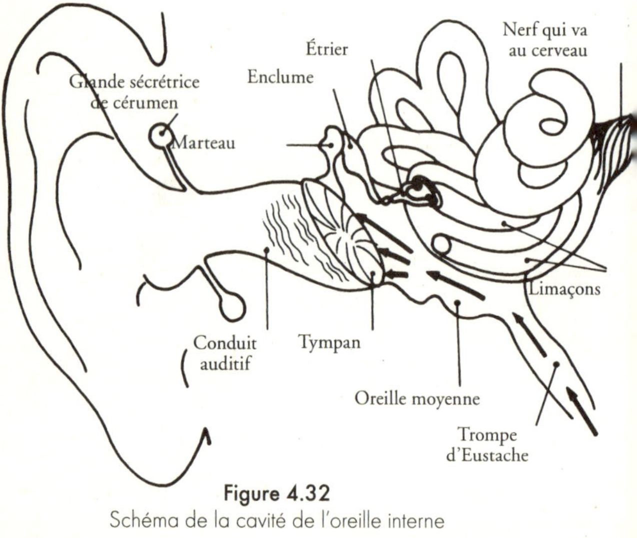

Figure 4.32
Schéma de la cavité de l'oreille interne

⇨ **1. Exercice consistant à souffler :** Inspirez, remplissez d'air vos poumons et votre cavité nasale, fermez la bouche, pincez vos narines fermées entre l'index et le pouce. Expirez lentement par vos narines fermées, puis avalez l'air. Une petite « déflagration » dans vos tympans devrait alors se produire. Répétez deux ou trois fois cet exercice (figure 4.33). Ne soufflez pas trop fort, vous risqueriez d'endommager vos oreilles. Pour obtenir le meilleur résultat, chaque exercice doit être pratiqué avec douceur.

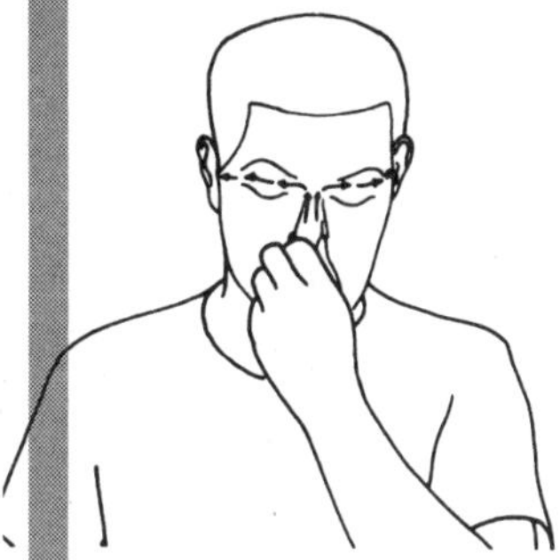

Figure 4.33 A
Exercice de la cavité de l'oreille interne

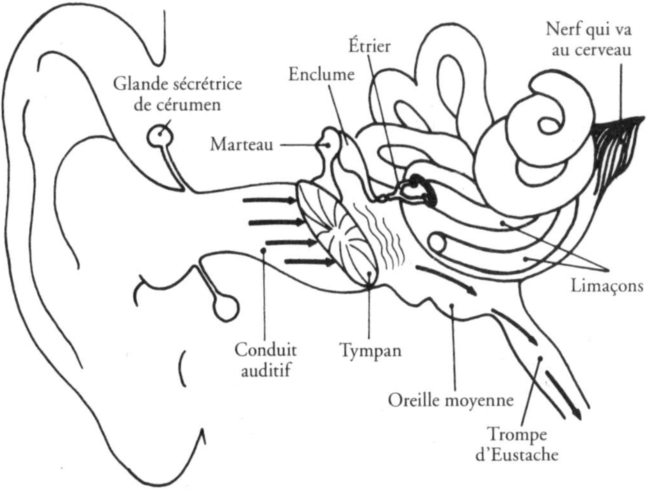

Figure 4.33 B

⇨ **2. Exercice du système nerveux de l'oreille:** Il s'agit de frapper le tympan. Couvrez vos oreilles avec vos paumes, les doigts vers l'arrière de la tête. Dans cette position, frottez l'index contre le majeur, comme pour claquer des doigts, de façon à ce que les index tambourinent sur le bord inférieur du crâne (l'os occipital). Normalement, le son qui en résulte est assez fort. Le claquement des doigts sur les os fera vibrer et stimulera le système nerveux, les oreilles et le mécanisme de l'oreille interne. Répétez l'opération au moins neuf fois (figure 4.34). Cet exercice équilibre l'activité de l'oreille et améliore le fonctionnement du sinus mastoïde.

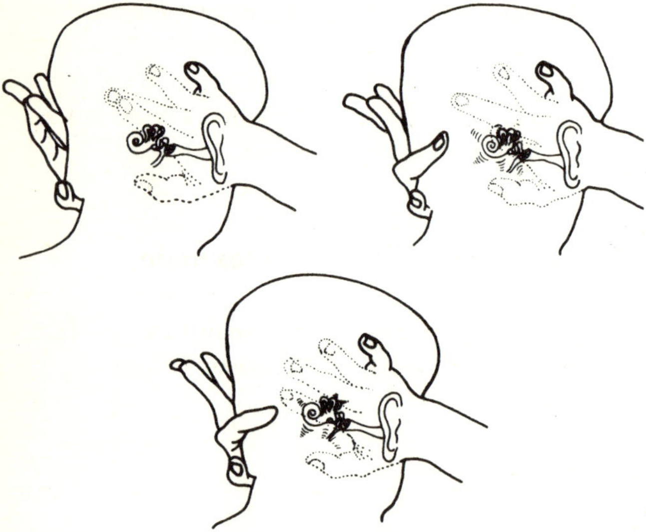

Figure 4.34
Frappez le tympan

Les gencives, la langue, les dents

Une bonne dentition implique des gencives saines. Les exercices décrits ci-après renforceront à la fois les dents et les gencives. Les dents représentent l'excès d'énergie des os, et quand les dents se fortifient il en va de même pour les os. Des dents et une langue fortes améliorent également la respiration, éliminant la mauvaise haleine.

Nous considérons la salive comme une manifestation essentielle de l'énergie, indispensable à la lubrification des organes et du système digestif. La langue est l'ouverture du cœur et tous deux sont faits d'un tissu similaire. Une langue saine et propre fortifiera les organes, le cœur en particulier. Il est bon de se nettoyer la langue deux fois par jour avec une brosse, ou de la gratter avec un racloir destiné à cet usage et de la masser avec une spatule ou un doigt propre. Trouvez les points douloureux et massez-les jusqu'à disparition de la douleur.

A. Amenez le chi dans les mains

Répétez la méthode pour faire venir l'énergie dans vos mains, en contractant le milieu de l'anus.

B. Les gencives

Ouvrez la bouche et étirez le plus possible les lèvres au-dessus des dents. Avec l'extrémité de trois doigts

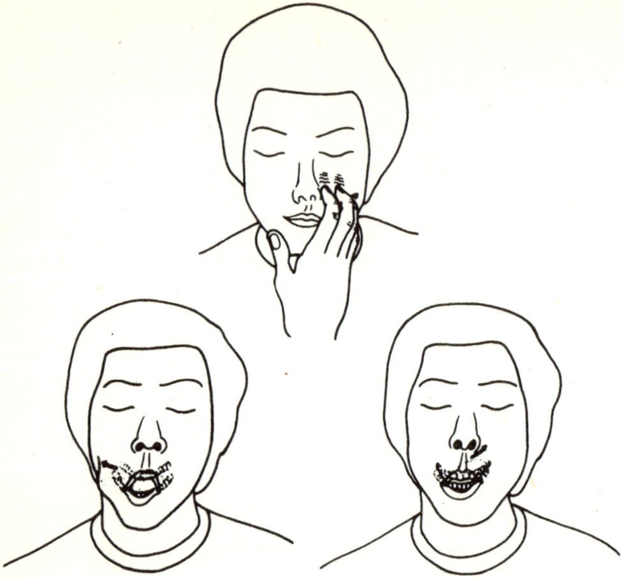

Figure 4.35
Tapotez les gencives. Avec la langue,
massez les gencives supérieure et inférieure

(index, majeur et annulaire), tapotez la peau des gencives supérieure et inférieure. Tapotez partout jusqu'à ce que vous ressentiez de la chaleur dans cette région (figure 4.35).

C. Les gencives et la langue

Massez vos gencives supérieures et inférieures avec la langue. Ensuite, salivez, pressez la langue fermement contre le palais et essayez d'exercer votre langue. Cet exercice fortifie votre langue ainsi que votre cœur. Appliquez la pression sur toute la surface du palais, contractez les muscles du cou et avalez la salive. Les glandes digestives et les organes seront ainsi lubrifiés.

D. La langue (figs 4.36 et 4.37)

Asseyez-vous, les mains posées sur les genoux, les paumes vers le bas. Expirez et étirez les bras, écartez les doigts en gardant les mains sur les genoux. Ouvrez la bouche aussi grande que possible et tirez la langue vers le bas, en direction de la gorge. La langue tirée au maximum, regardez le bout de votre nez. Tout le corps doit se tendre. Retenez votre souffle aussi longtemps que ce n'est pas désagréable. Détendez-

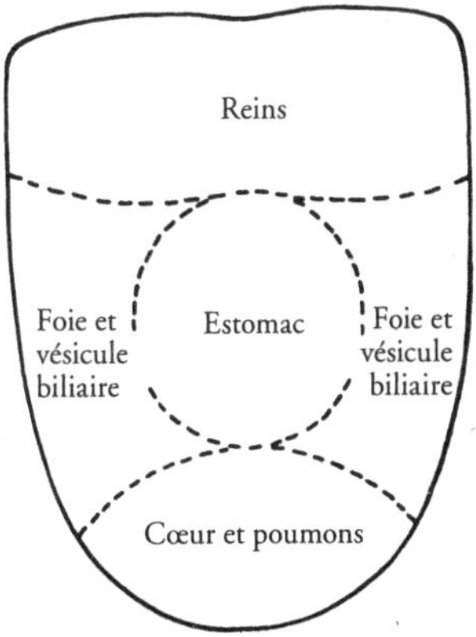

Figure 4.36
Schéma des parties de la langue et des organes correspondants

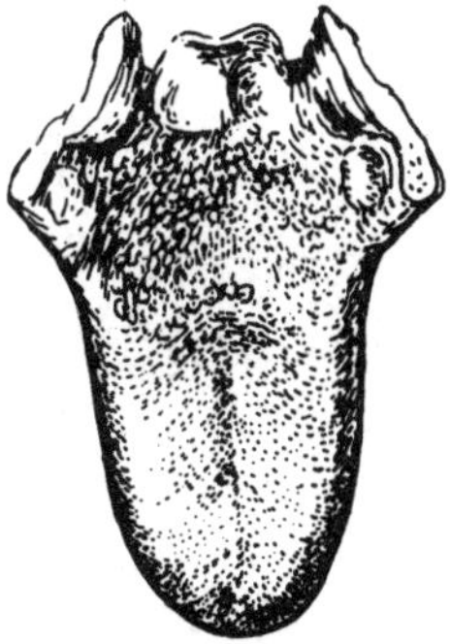

Figure 4.37
La langue

vous en inspirant et adoptez une respiration régulière. Cet exercice vous aidera à fortifier votre gorge, votre langue et la puissance de votre voix, tout en corrigeant la mauvaise haleine et en clarifiant votre façon de parler.

Inspirez, puis expirez, tout en tirant la langue vers le bas aussi loin que possible. Rentrez ensuite la langue en la repliant. Pressez la contre le palais aussi fort que possible, en contractant le milieu de l'anus et l'œsophage pour aider la langue (figure 4.38). Avec plus de pratique, vous apprendrez comment utiliser la force intérieure, celle des organes, pour plaquer votre langue vers le haut. Bien que la langue n'ait pas d'os pour exercer une force, vous parviendrez quand même à bien l'entraîner.

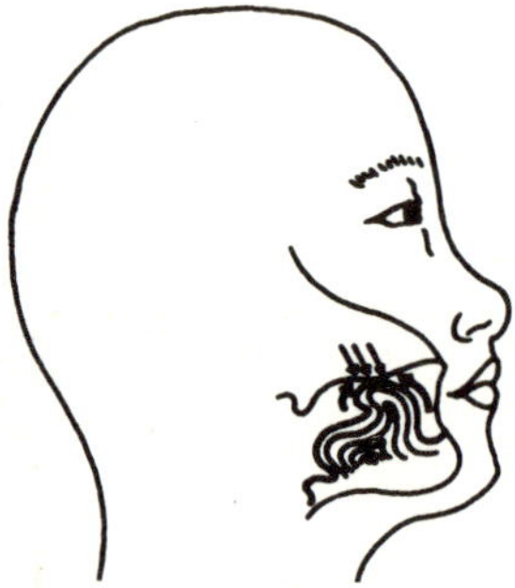

Figure 4.38
Pressez la langue contre le palais

E. Serrez les dents

Relâchez vos lèvres. Faites claquer légèrement vos dents (figure 4.39), puis serrez-les fortement (figure 4.40) tout en inspirant et en exerçant une pression vers le haut au centre de l'anus. Faites cela six à neuf fois. Bougez la bouche et la langue pour produire beaucoup de salive. La technique pour avaler la salive consiste à plaquer la langue contre le palais et à avaler d'un trait, de façon à envoyer la salive dans

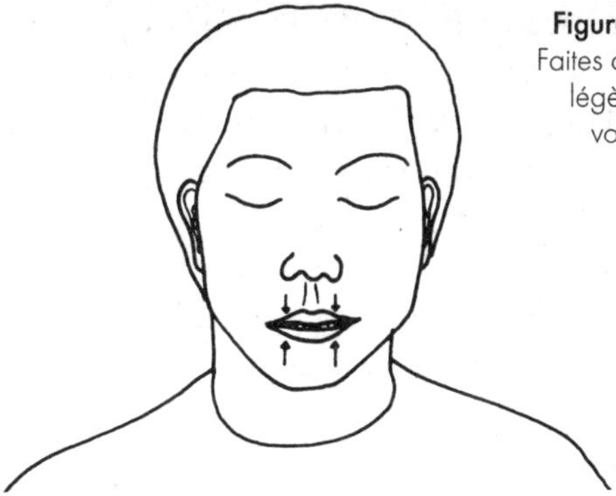

Figure 4.39
Faites claquer légèrement vos dents

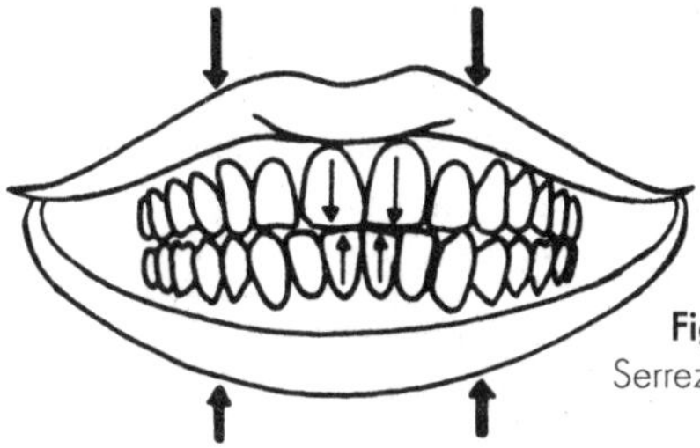

Figure 4.40
Serrez fortement les dents

l'œsophage vers l'estomac. Sentez votre salive, brûlante, donner de la chaleur à tous vos organes. C'est une excellente prévention contre les infections des gencives et un bon moyen pour fortifier les dents ; cet exercice soulage aussi les maux de dents.

F. Laissez venir le chi à vos dents

Fermez la bouche en laissant les dents se toucher légèrement. Dirigez l'énergie vers les dents et sentez peu à peu le flux électrique de l'énergie.

Le cou

A. La thyroïde et la parathyroïde : le siège du courage, le pouvoir de la voix (fig. 4.41)

L'endroit du corps où la circulation est la plus intense se situe au niveau du cou : il contient les glandes thyroïde et parathyroïde (figure 4.41). En massant cette zone, vous augmentez le métabolisme du corps. Une tension dans le cou peut être provoquée par un déséquilibre émotionnel. Quand nous sommes tendus et nerveux, nous réagissons à des émotions négatives telles que la peur, la colère et la tristesse. Le cou ressemble à un goulot d'étranglement. Tous les signaux et toutes les émotions doivent y passer. En cas de stress et de tension émotionnelle, le cou se met à accumuler et à bloquer la tension. Inconsciemment, les muscles du cou se resserrent pour empêcher la douleur de passer. En gardant le cou souple, vous aiderez le chi à circuler jusqu'au centre supérieur, situé dans le cerveau, assurant l'harmonie du corps et de l'esprit.

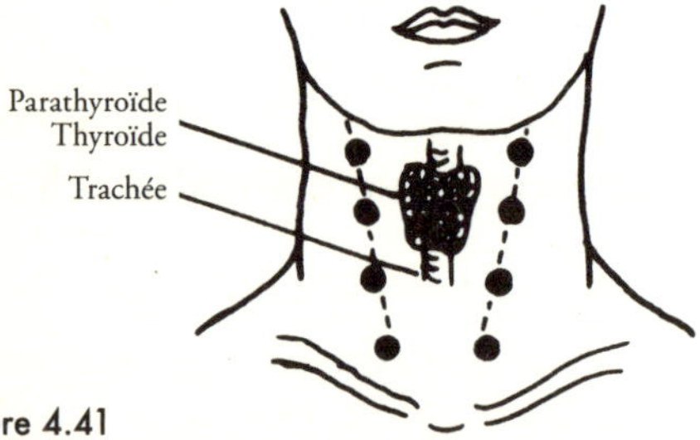

Figure 4.41

La tension du cou affaiblit le courage et l'expression de soi reste coincée dans la gorge. En revanche, lorsque l'énergie du chi circule normalement, nous pouvons nous exprimer de façon adéquate, en temps et en lieu opportuns.

De nombreux méridiens passent par le cou ; il est le canal de l'énergie du chi des organes. Au milieu se trouve le vaisseau gouverneur. Le méridien de la vessie, le Triple Réchauffeur et le méridien du gros intestin sont situés sur les côtés. Les émotions qui passent par les méridiens du cou peuvent y provoquer des tensions et des blocages.

Émotion	Organe	Organe associé
Colère	Foie	Vésicule biliaire
Peur	Vessie	Reins
Chagrin	Gros intestin	Poumons
Précipitation	Cœur	Intestin grêle et Triple Réchauffeur
Ennui	Rate	Estomac et Pancréas

B. Amenez le chi dans les mains

Répétez la méthode pour faire venir l'énergie du chi dans les mains, en contractant le devant de l'anus.

Figure 4.42
Frottez le cou
du menton à la base

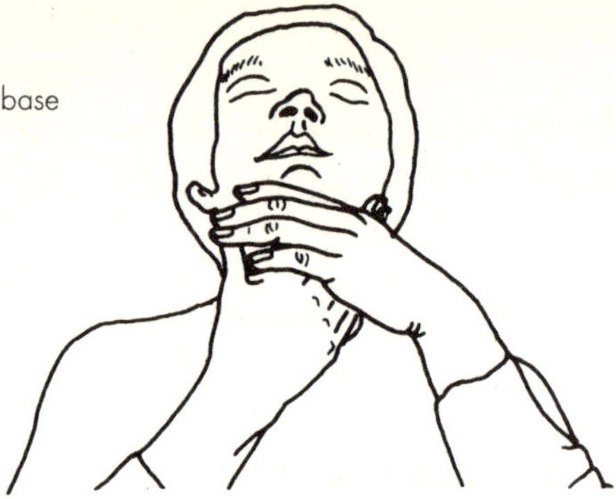

C. L'ensemble du cou

Séparez les pouces des autres doigts. En alternant les mains, frottez rapidement le cou, du menton jusqu'à la base, de neuf à trente-six fois (figure 4.42).

D. Le milieu du cou

En alternant les mains, servez-vous des trois doigts du milieu pour passer rapidement sur le milieu du cou, depuis le menton jusqu'à la base, de neuf à trente-six fois. Les glandes thyroïde et parathyroïde sont situées sur le devant du cou. Avec le pouce et les trois autres doigts massez ces glandes. Trouvez les points douloureux et massez-les jusqu'à ce qu'ils se détendent. En massant cette zone, vous activerez le métabolisme et la puissance de la parole.

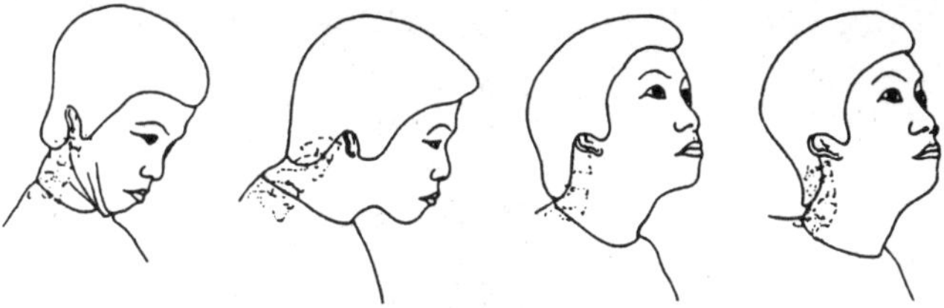

Figure 4.43
Le cou de la tortue

E. Le cou de la tortue

Abaissez le menton, puis tendez-le vers l'avant et levez-le (figure 4.43). Sentez la colonne vertébrale se tasser et s'étirer. Cet exercice aidera les vertèbres et les disques de votre cou à se détendre.

F. Le cou de la grue

Bougez le menton en décrivant un cercle, d'abord vers l'avant, puis vers le bas, vers le haut et à nouveau vers l'avant (figure 4.44). Sentez la colonne vertébrale se détendre et se contracter.

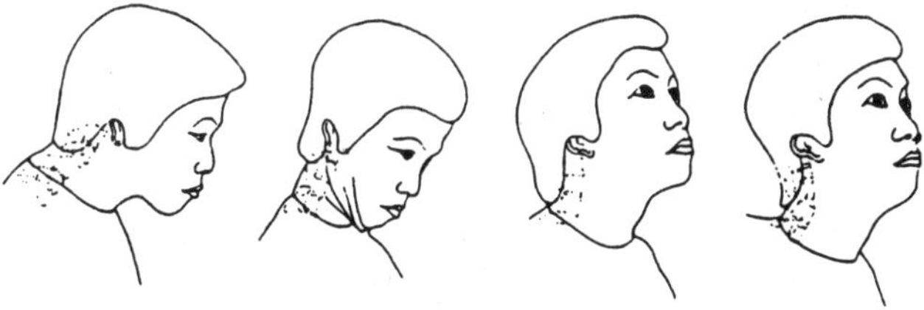

Figure 4.44
Le cou de la grue

G. Massez la nuque

Massez les points au bord de la nuque et le long des vertèbres cervicales. Commencez par les épaules en remontant jusqu'à la base du crâne (figure 4.45). Servez-vous du poing pour donner de petits coups le long de la nuque (figure 4.46). Trouvez les endroits tendus et douloureux et massez-les jusqu'à ce qu'ils soient soulagés. C'est un exercice très efficace pour assouplir la tension du cou et libérer les toxines accumulées dans cette région, qui sont la cause de bien des maux de tête.

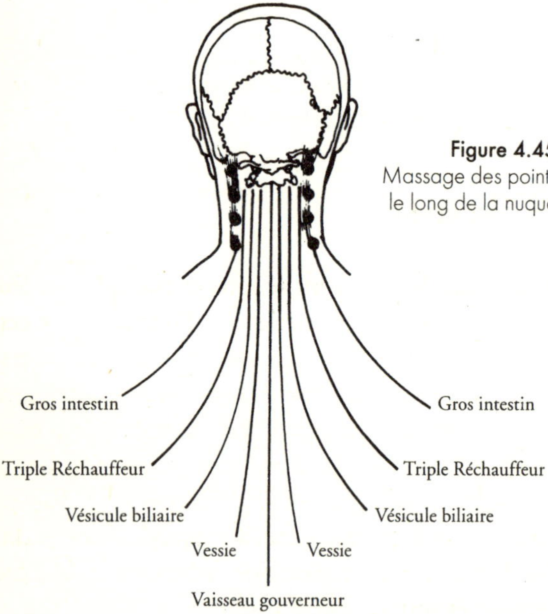

Figure 4.45
Massage des points le long de la nuque

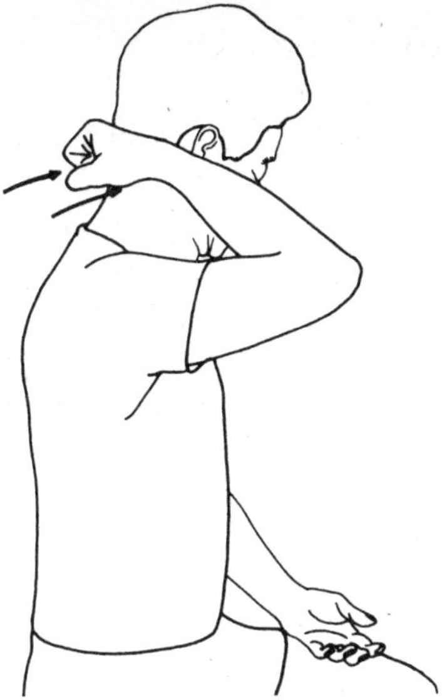

Figure 4.46
Servez-vous du poing pour donner de petits coups le long de la nuque

Les épaules

Beaucoup de gens sont tendus et tracassés, et leurs épaules sont nouées et relevées. Pour soulager cette tension, remontez vos épaules dans le cou en contractant les muscles du cou et des épaules. Maintenez cette position, expirez profondément et laissez-les retomber sous l'effet de la pesanteur, comme un sac de pommes de terre (figure 4.47). Ressentez le fardeau, les soucis et le stress tomber à vos pieds et partir dans le sol. Répétez cette opération entre trois et neuf fois ; tension et soucis disparaîtront.

Relâchez les épaules et la poitrine, expirez et détendez-vous davantage encore, jusqu'à ce que toute raideur ait disparu.

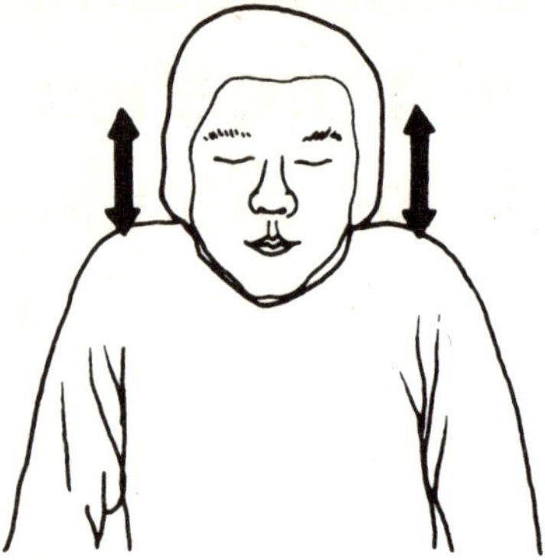

Figure 4.47
Laisser tomber les épaules vous aidera à vous libérer de la tension et des soucis

Désintoxication des organes et des glandes

Frapper à petits coups l'emplacement des organes et des glandes avec la main ouverte ou fermée, aide à libérer les dépôts toxiques et stimule la circulation du chi vers ces zones. Nos praticiens affirment qu'ils peuvent ainsi se guérir eux-mêmes de nombreuses maladies chroniques que la médecine traditionnelle a du mal à soigner.

Le thymus

Cette glande contrôle le système immunitaire et elle est liée à la longévité (figure 5.1). Normalement, elle s'atrophie après l'enfance. Aux plus hauts niveaux de la pratique taoïste, le thymus peut repousser. Il contribue à maintenir la santé et la vitalité et à développer une plus grande spiritualité. Passer le pouce sur le thymus peut aider à accroître l'activité et la sécrétion des hormones.

⇨ **A.** Faites venir l'énergie dans vos mains selon le processus usuel, en contractant le devant de l'anus, et amenez le chi vers le thymus.

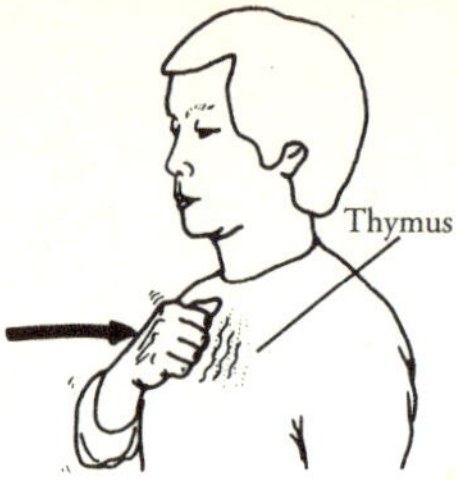

Figure 5.1

⇨ **B.** Fermez le poing, inspirez et frappez, en descendant le milieu de la partie supérieure de la poitrine, depuis la clavicule jusqu'aux bouts des seins, et cela de six à neuf fois. Ne parlez pas pendant cet exercice, vous pourriez vous nuire.

Le cœur

En frappant légèrement un organe avec la paume, on stimule le rejet des toxines, ce qui permet à l'organe de se régénérer. En pratiquant ces exercices, faites attention à ne pas frapper trop fort, que ce soit à main ouverte ou fermée. Un excès de force pourrait vous nuire.

⇨ **A.** Faites venir l'énergie dans vos mains, en contractant le côté gauche de l'anus et en amenant le chi vers le cœur.

⇨ **B.** Frappez légèrement le cœur avec la paume, de six à neuf fois (figure 5.2). Ne parlez pas.

Les poumons

⇨ **A.** Faites venir l'énergie dans vos mains, en contractant le côté droit de l'anus et en amenant le chi aux poumons.

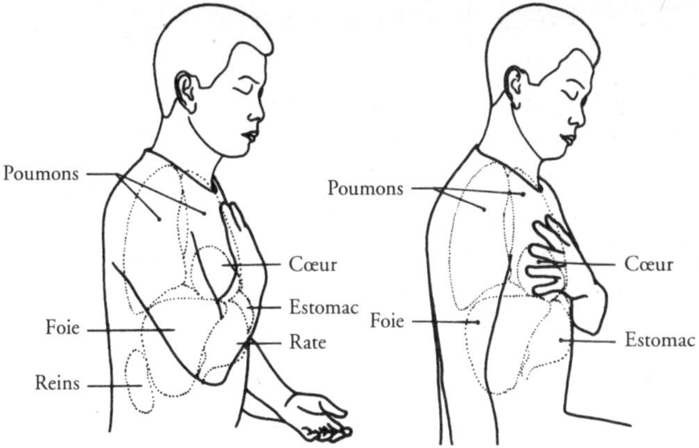

Figure 5.2
Tapez légèrement les régions du cœur, des poumons et du foie

⇨ **B.** Servez-vous de la paume pour taper de haut en bas l'emplacement du poumon droit. Pour que cet exercice ne soit pas désagréable, ne tapez pas trop fort (figure 5.2). Ne parlez pas. Contractez le côté gauche de l'anus et répétez l'opération avec le poumon gauche. Cela aidera à vous débarrasser des mucosités et à nettoyer vos poumons.

Le foie

⇨ **A.** Faites venir l'énergie dans vos mains, en contractant le côté droit de l'anus et en amenant le chi au foie.

⇨ **B.** Avec la paume, frappez en dessous et à droite de la cage thoracique (figure 5.2). Ne parlez pas. Cela aidera votre foie à se désintoxiquer.

L'estomac, la rate, le pancréas

⇨ **A.** Amenez l'énergie dans vos mains, en contractant le milieu de l'anus.

⇨ **B.** Contractez le côté gauche de l'anus et frappez du plat de la main à l'emplacement de la rate, du pancréas et de l'estomac. Posez les paumes l'une sur l'autre et frottez en dessous de la cage thoracique, en partant du centre et en allant vers la gauche, puis de la gauche vers le centre (figures 5.3 et 5.4).

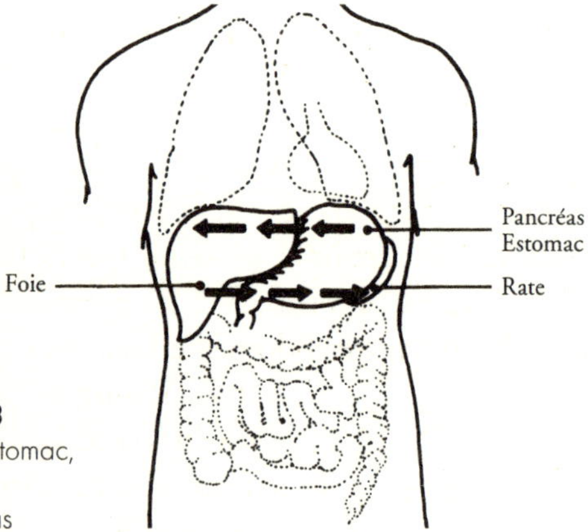

Figure 5.3
Frottez l'estomac, la rate et le pancréas

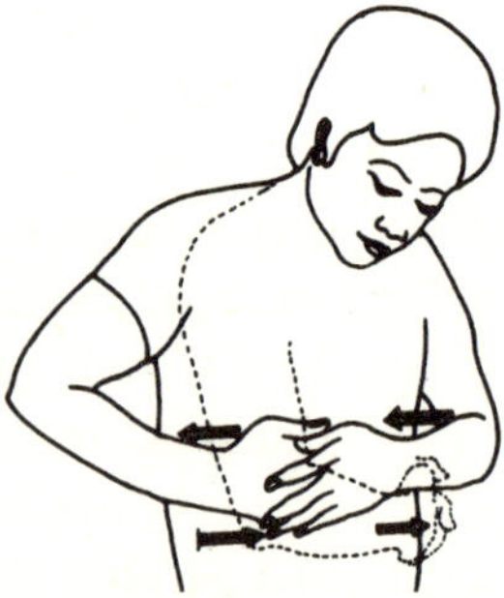

Figure 5.4
Frottez d'avant en arrière sur le foie, l'estomac et la rate

⇨ **A.** Amenez l'énergie dans les mains, en contractant tout l'anus.

⇨ **B.** L'intestin grêle : frottez la région du nombril avec les paumes jointes en décrivant un cercle, d'abord dans le sens des aiguilles d'une montre puis dans le sens contraire.

L'intestin grêle est l'un des plus longs conduits du système digestif. Un régime négligent, l'abus d'épices ou de produits laitiers, une alimentation carencée en fibres, produiront des mucosités qui adhéreront aux parois intestinales, bloquant l'assimilation des substances nutritives et ralentissant la digestion. Quand les mucosités s'accumulent, cela fait boule de neige, et il peut se former une grosseur susceptible de perturber le transit intestinal.

⇨ **C.** Le gros intestin : avec les paumes l'une sur l'autre, frottez votre abdomen en décrivant un large cercle. Commencez par le côté droit inférieur et frottez en remontant dans le sens des aiguilles d'une montre (figures 5.5 et 5.6). Cet exercice fera circuler l'énergie dans l'intestin et soignera la constipation. Pour lutter contre la diarrhée, frottez dans le sens contraire des aiguilles d'une montre. Si l'élimination est normale, frottez dans les deux

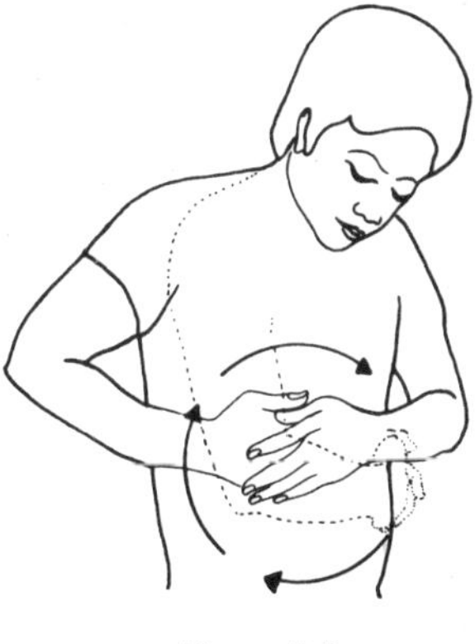

Figure 5.5
Massage de l'abdomen

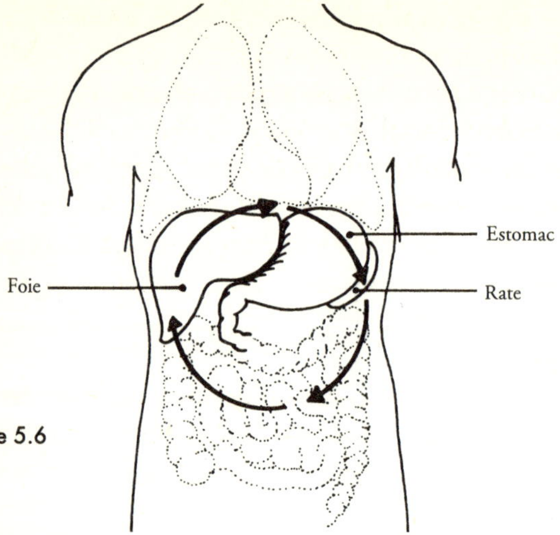

Figure 5.6

sens. Ce massage améliore l'assimilation et dissout les accumulations qui adhèrent à la paroi du gros intestin.

Les reins

Les reins servent à filtrer les déchets du sang. S'il y a trop de déchets dans le système, les reins ne pourront pas les filtrer. Les déchets ont tendance à se rassembler dans les conduits et les tubes des reins, perturbant leur santé. En frappant doucement sur la zone des reins, nous libérons les dépôts nocifs et prévenons le mauvais fonctionnement de cet organe.

⇨ **A.** Amenez l'énergie dans les mains, en contractant les côtés droit et gauche de l'anus.

⇨ **B.** Localisez les reins, dans le dos juste au-dessus de la plus basse côte, ou côte flottante, de part et d'autre de la colonne vertébrale. Frappez avec la partie dorsale du poing, située entre le poignet et les articulations des doigts (figure 5.7). Alternez les mains et frappez en dosant votre force pour ne pas vous faire mal. Cet exercice aidera à décrocher les dépôts, les cristaux et l'acide urique retenus par les reins. Il fortifiera aussi les reins et soulagera les douleurs du dos.

⇨ **C.** Frottez les mains jusqu'à ce qu'elles deviennent chaudes. Passez ensuite vos paumes sur les reins en frottant de haut en bas jusqu'à ce qu'ils ressentent de la chaleur.

Figure 5.7
Frapper les reins aide à libérer les dépôts

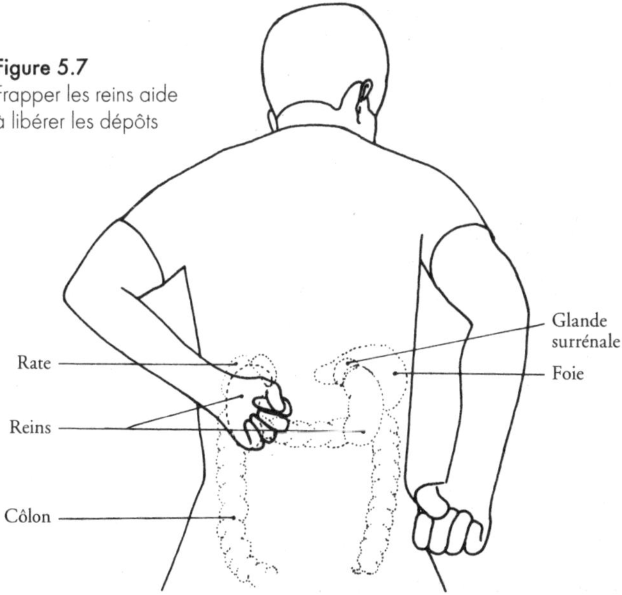

Le sacrum

Les taoïstes attribuent une importance extrême au sacrum. C'est une pompe qui fait monter le fluide spinal et l'énergie (chi) au cerveau. Il est aussi le point de jonction des organes sexuels, du rectum et des jambes. La douleur sciatique, une douleur lancinante qui parcourt toute la jambe, a son origine dans le sacrum ; si bien qu'en le renforçant on soulage cette douleur intense.

⇨ **A.** Amenez l'énergie dans vos mains, en contractant l'arrière de l'anus jusqu'au sacrum.

⇨ **B.** Fermez les poings et utilisez les jointures, en vous servant alternativement des deux poings, pour frapper les deux côtés du sacrum. Frappez d'abord la région des huit trous du sacrum, puis le hiatus, la dépression située tout en bas du sacrum (figure 5.8).

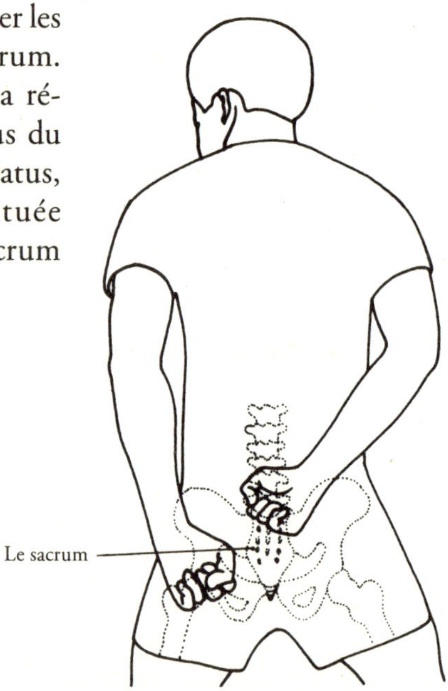

Figure 5.8
Frapper le sacrum peut contribuer à renforcer les nerfs sciatiques

6

Les genoux et les pieds

Les genoux sont aussi des collecteurs de toxines

Le ralentissement de la circulation dû à la pesanteur fait que les toxines ont tendance à se déposer dans les membres inférieurs, en particulier derrière les genoux. De petites tapes sur ces endroits disperseront les toxines. Le corps pourra alors les éliminer par l'urine, les selles et la transpiration.

A. Amenez le chi dans les mains

Amenez l'énergie dans les mains, sans rien contracter.

B. Derrière les genoux

Posez la jambe sur une chaise ou une table basse de sorte que le genou soit droit. Frappez ensuite vivement l'arrière du genou, de neuf à dix-huit fois (figure 6.1). Bien qu'elle soit douloureuse, cette pratique est extrêmement efficace pour libérer les toxines accumulées[1]. La disparition des toxines peut même laisser une marque violette. Tapez avec modération, sans abuser. Procédez de même avec l'autre genou.

C. Massez les rotules

Massez la rotule jusqu'à ce que vous éprouviez une sensation de chaleur. C'est un endroit où le sang circule très peu et qui a tendance à être très vulnérable. Cet exercice le fortifiera. Massez l'autre rotule.

D. Bougez les rotules

Détendez les rotules et bougez-les de haut en bas, de gauche à droite, en tournant dans le sens des aiguilles d'une montre puis dans le sens contraire (figure 6.2).

E. Massez les genoux

Les chutes sont souvent provoquées par des genoux faibles. Grâce au massage des genoux, vous deviendrez plus stable et plus souple.

---

[1] Cet exercice n'a pas pour but de vous faire mal. En cas de douleur, cessez-le immédiatement.

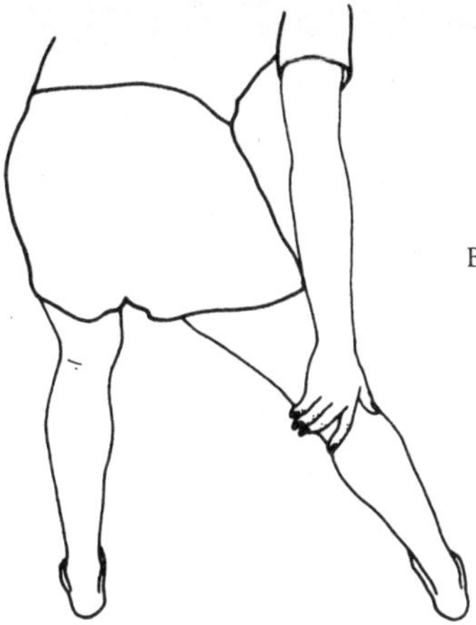

Figure 6.1
Frapper l'arrière des genoux
aide à libérer les toxines

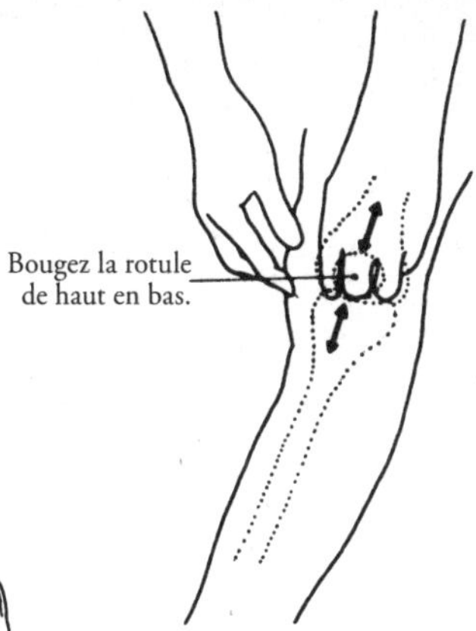

Figure 6.2

Les pieds, racines du corps

Des pieds et des tendons solides augmentent votre stabilité en vous reliant à l'énergie curative de la terre. Les pieds sont le reflet des organes, des glandes et des membres du corps entier (figure 6.3). Ils sont semblables à des commandes à distance. En les massant, vous stimulerez les organes et les glandes et vous augmenterez la circulation.

A. Amenez le chi dans les mains

Amenez le chi dans vos mains, sans rien contracter.

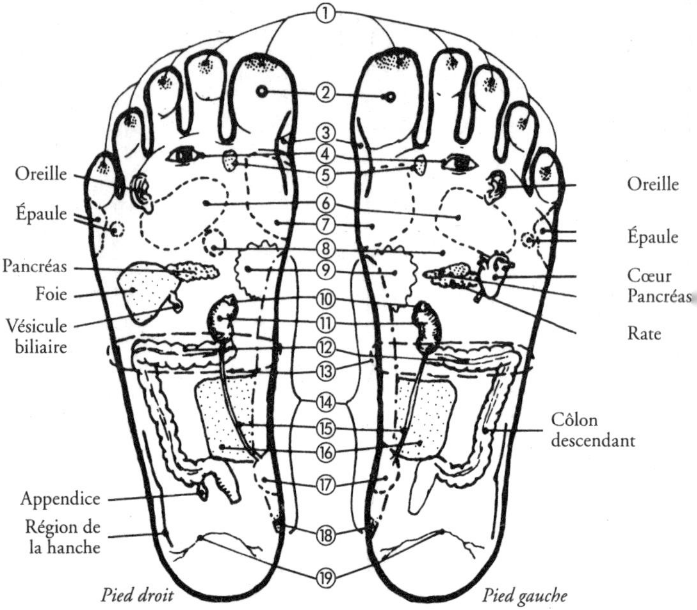

① Sinus
② Glande pituitaire
③ Cou
④ Œil
⑤ Gorge, Amygdales
⑥ Poumons
⑦ Région de la thyroïde
⑧ Plexus solaire
⑨ Estomac
⑩ Glande surrénale
⑪ Rein
⑫ Côlon transverse
⑬ Taille
⑭ Colonne vertébrale
⑮ Canal de l'urètre
⑯ Intestin grêle
⑰ Vessie
⑱ Coccyx
⑲ Nerf sciatique

Figure 6.3 Les pieds sont le reflet des organes, des glandes et des membres du corps entier

B. Massez les pieds

Enlevez vos chaussures et vos chaussettes et massez le dessus et le dessous de chacun de vos pieds avec les pouces et les doigts. Veillez à bien masser le point du rein, ce point douloureux situé au centre

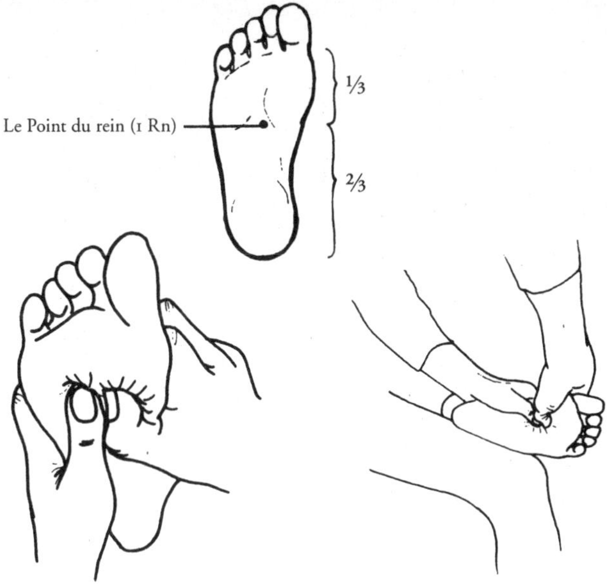

Figure 6.4
Massez le point du rein (1 Rn)

de la plante, entre l'éminence métatarsienne et le coussinet contigu (figure 6.4). Si vous êtes pressé, procédez à un massage de l'ensemble du pied, en frottant vigoureusement et soigneusement la plante du pied gauche sur le dessus du pied droit et inversement, en allant du talon jusqu'à la racine des orteils. Les méridiens d'énergie du corps entier passent par les plantes des pieds. Massez les pieds et, si vous trouvez des points douloureux, insistez jusqu'à ce que la douleur disparaisse. Cela permettra de disperser tout blocage éventuel d'un canal de circulation du chi.

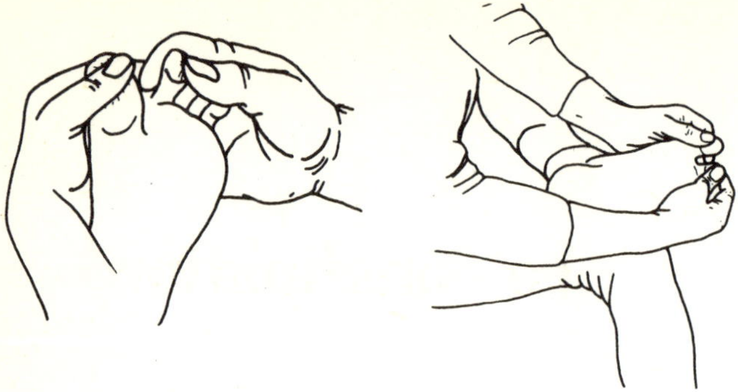

Figure 6.5
Séparez tous les orteils en les écartant

C. Écartez les orteils

Écartez et séparez tous les orteils, surtout le petit, et relâchez. Cet exercice, répété de six à neuf fois, est excellent pour les tendons des pieds (figure 6.5).

D. Le pouce et le second orteil

Frottez le pouce et le second orteil rapidement l'un contre l'autre. C'est un bon exercice à faire aux moments perdus de la journée.

E. Frottez les pieds l'un contre l'autre

Réchauffez les pieds en les frottant l'un contre l'autre. Cet exercice stimule l'ensemble des organes du corps.

7

La constipation

Une des causes majeures du stress

La constipation est l'une des causes majeures du stress. La clef d'une bonne santé est un côlon propre[1]. Bien des gens actifs dans le domaine de la santé pensent que quatre-vingt-dix pour cent des maladies sont dues à la constipation et à des problèmes de côlon.

La vie moderne que nous menons – la jungle de béton, dans laquelle nous mangeons des aliments raffinés, plus de viande mais moins de fibres, moins de légumes verts, moins de fruits et de légumes frais – fait que nous avons moins de chi. La pression du chi, qui met en mouvement tous les fluides et tous les systèmes du corps, est en baisse. Par conséquent, l'estomac n'a pas assez de chi pour digérer, l'intestin

---

[1] Voir à ce propos le *Manuel de détoxication*, de Christopher Vasey, Éditions Jouvence 1990.

grêle est plus lent à absorber les matières nutritives, le gros intestin et le rectum n'ont plus assez de puissance pour évacuer les déchets. Et lorsque ces matières stagnent dans le côlon, le corps réabsorbe les toxines des déchets. Ces dernières affectent tout d'abord le foie qui, saturé de toxines, produit des émotions négatives, telles que la colère, la mauvaise humeur et l'angoisse. Ensuite vient le tour du sang : à mesure qu'il se charge de toxines et de déchets, il perturbe les fonctions des autres organes, diminuant leur aptitude à faire leur travail, provoquant le stress et la nervosité.

La constipation est source de blocage et de manque d'ouverture

Les gens qui se retiennent sont mesquins et ne savent pas se laisser aller. Ils emmagasinent toujours toutes sortes de déchets inutiles. Ces personnes gardent leurs problèmes à l'intérieur et deviennent facilement émotives. Ces caractéristiques peuvent provenir d'une constipation prolongée.

Pour remédier à ce genre de constipation, il faut résoudre les problèmes au jour le jour et parler gentiment, de sorte que le chi bloqué dans les organes puisse circuler. De nos jours, beaucoup de gens apprennent à s'exprimer, mais le font d'une façon qui n'est pas aimable. Il en résulte plus de problèmes et plus de constipation. Avoir l'esprit en paix permettra de résoudre paisiblement les problèmes et de parler agréablement.

La constipation précipite le vieillissement

Toutes les toxines retenues se déposent dans le corps : dans la peau qui perd sa douceur et devient rêche, dans la région du cou et des épaules ce qui provoque des maux de tête et des douleurs, et ailleurs. Elles durcissent en fait tout le système. La sensation agréable que procure un côlon sain activera la circulation du chi et vous aidera à passer une journée détendue, ouverte et heureuse.

Le massage abdominal : une merveilleuse technique de guérison

Le massage abdominal est l'une des meilleures méthodes pour résoudre la constipation. Au début, vous éliminerez peut-être des substances troubles et noires au cours de la défécation. Cela signifie que des matières collées depuis longtemps aux parois intestinales ont fini par se décrocher.

Lorsque vous avez besoin d'aller aux toilettes, allez-y. Beaucoup de gens aiment se retenir jusqu'à ce que le besoin disparaisse au bout d'un moment. Résultat, les toxines demeurent dans les intestins jusqu'à la prochaine fois ou le jour suivant. Prenez l'habitude d'aller à la selle une fois par jour, de préférence le matin. Vous pouvez effectuer le massage abdominal juste avant de vous endormir et dès que vous vous réveillez. Normalement, peu après le massage du matin, vous devriez aller à la selle.

A. Couchez-vous sur le dos

Allongez-vous sur le dos, les pieds levés et les épaules écartées.

B. Frottez vos mains jusqu'à ce qu'elles deviennent chaudes

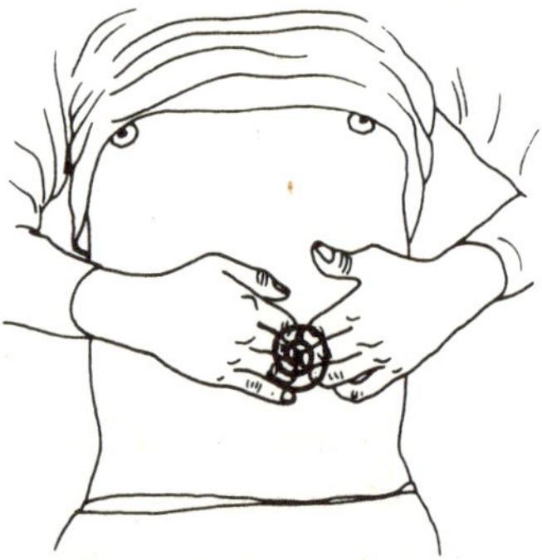

Figure 7.1
Partez de la zone en bas à gauche, remontez, traversez vers le côté droit et redescendez en bas à droite

Frottez vos mains jusqu'à ce qu'elles soient chaudes, puis frottez le gros intestin et le rectum, en commençant en bas à gauche pour remonter ensuite, traverser vers la droite et redescendre en bas à droite (figure 7.1). Massez ainsi de neuf à dix-huit fois dans le sens des aiguilles d'une montre. Si vous sentez un point douloureux ou un nœud, insistez jusqu'à ce qu'il disparaisse. Utilisez votre mental pour guider la circulation du chi, selon le rythme des mouvements du gros intestin.

C. Massez l'intestin grêle

Pour masser l'intestin grêle, divisez l'abdomen en trois parties (figure 7.2). Massez de la ligne gauche à

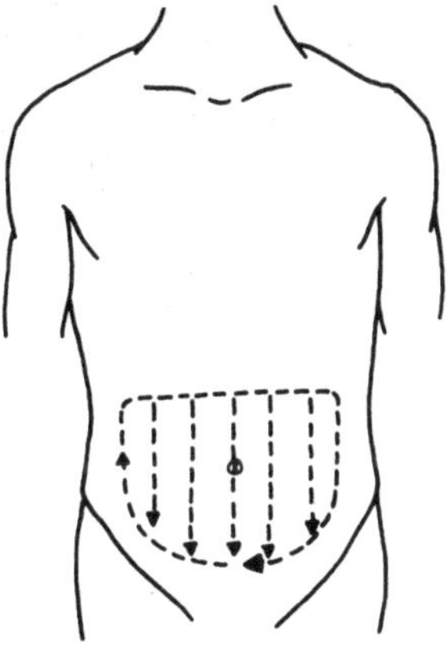

Figure 7.2
Divisez l'abdomen en trois parties

la ligne droite. Avec l'index et le majeur, effectuez un mouvement circulaire, de haut en bas et de bas en haut, et passez à la ligne suivante. Faites cela de trois à neuf fois. Si vous rencontrez un point douloureux ou des nœuds, massez dans le sens des aiguilles d'une montre puis en sens contraire jusqu'à ce que la douleur ou le nœud disparaissent. Si vous avez subi une opération de l'abdomen, faites attention à ne pas dépasser la limite du supportable.

Si vous trouvez une grosseur, placez-y la paume de votre main et gardez-la dans cette position pour dormir ; cela résorbera le nœud, soulagera la douleur et vous aidera à aller à la selle le lendemain.

Massez pendant la défécation

Après une première élimination et en attendant la prochaine, vous pouvez vous masser l'abdomen pour vous libérer des résidus qui pourraient « mijoter » dans le côlon ascendant, en frottant dans le sens des aiguilles d'une montre sur la valvule iléo-cæcale, située à droite près de l'os iliaque. Massez de bas en haut vers la cage thoracique (figure 7.3).

Figure 7.3
Massez l'abdomen pendant les selles

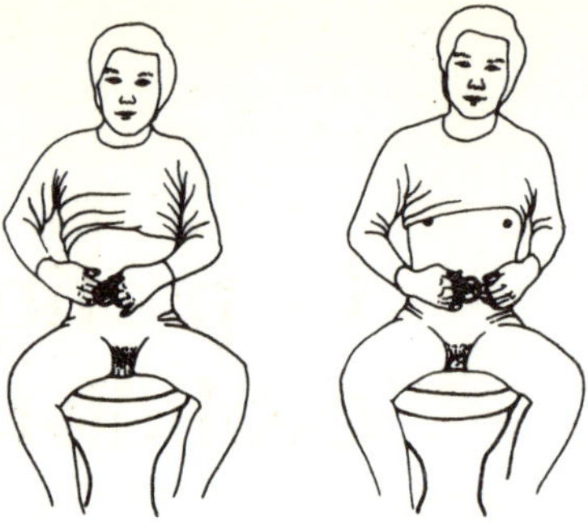

Massez le côlon sur le côté gauche du pelvis. Vous pouvez ainsi favoriser l'élimination des résidus (figure 7.4). Dans le Tao, on dit que, au moment d'aller à la selle, il faut commencer par uriner si l'on veut bien se nettoyer. Pour finir, urinez à nouveau et vous vous sentirez propre.

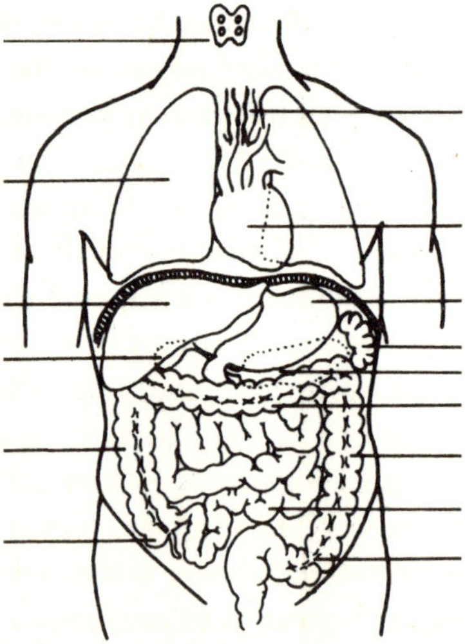

Figure 7.4 Massage du côlon sigmoïde

8

La pratique quotidienne

Rien ne vaut la prévention systématique. Le but du Tao est de vous aider à traverser la vie sans maladie. Nous voyons bien qu'aller à l'hôpital, entrer en psychiatrie, consulter des médecins et des psychologues sont choses courantes. Les soins de santé représentent aujourd'hui la plus grosse partie de notre budget. Voir un vieil homme ou une vieille femme en bonne santé, capable de marcher et de vaquer à ses affaires comme il ou elle l'entend, sans avoir besoin de pilules ou d'assistance médicale, voilà qui est devenu l'exception et nous frappe d'étonnement. Sachons prendre soin de nous-mêmes et peut-être chacun d'entre nous connaîtra-t-il le même sort.

La pratique taoïste a fait ses preuves depuis des milliers d'années. Les maîtres taoïstes l'ont utilisée pour conserver un très haut niveau d'énergie. Quand vous transformez les émotions négatives en émotions positives, vous possédez le pouvoir de vous guérir vous-même. Si vous désirez vous débarrasser de vos états négatifs, vous devez décider de réserver du temps pour intégrer cette pratique dans votre vie. Investissez dans votre propre santé, de sorte que cette pratique devienne une routine quotidienne tout comme manger et se brosser les dents. Ne vous souciez pas des résultats, continuez tout simplement de pratiquer ce qui vous paraît juste pour vous-même. Un jour le miracle aura lieu. Vous attraperez rarement un rhume et vous oublierez presque le nom de votre médecin. Votre armoire à pharmacie sera vide. Vous serez en meilleure santé que vous ne l'avez jamais été. Vous accomplirez davantage et deviendrez moins émotif.

Échauffez-vous chaque matin

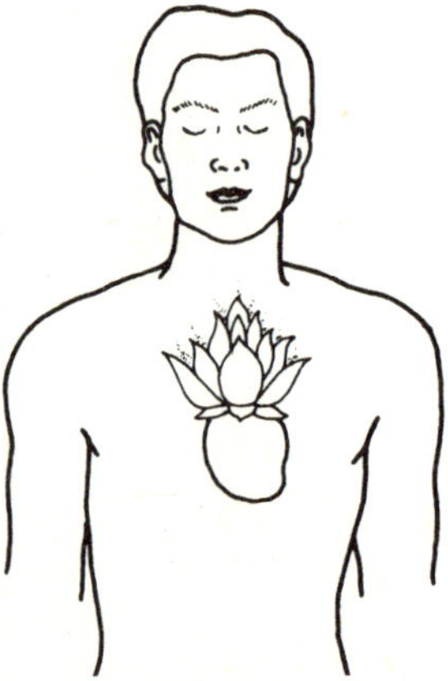

Figure 8.1
Ouvrez votre cœur avant d'ouvrir vos yeux

La tradition taoïste recommande d'ouvrir son cœur avant d'ouvrir les yeux (figure 8.1). Au réveil, ne sautez pas du lit et gardez les yeux fermés. Le taoïste croit que chaque organe possède une âme et un esprit. Quand nous dormons, ces âmes et ces esprits sont eux aussi au repos. Il leur faut un peu de temps pour se réveiller et si vous vous pressez trop vous pouvez les brusquer. C'est pourquoi nous disons qu'un excès de hâte risque de blesser l'énergie des organes. Si vous faites un bon échauffement matinal, toute votre journée se déroulera harmonieusement.

Vérifiez chaque jour le niveau de votre énergie

N'ouvrez pas les yeux. Posez la paume sur la région du nombril (figure 8.2). Les hommes mettront la paume droite sur le nombril et la gauche par-dessus, les femmes la paume gauche sur le nombril et la droite par-dessus. Concentrez-vous sur votre nombril jusqu'à ce que vous le sentiez devenir chaud.

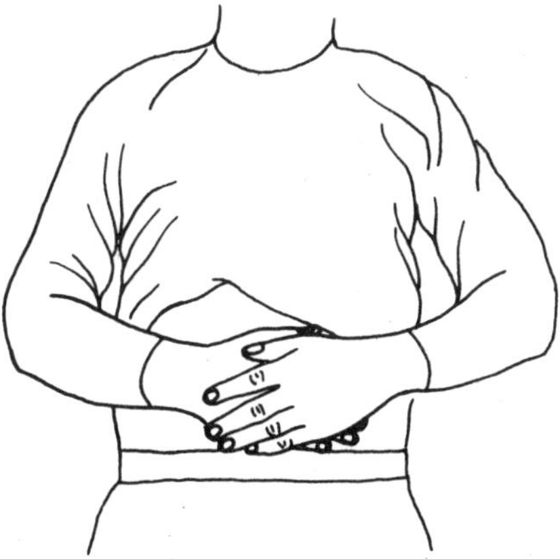

Figure 8.2
Posez votre paume sur la région du nombril

Commencez par le Sourire Intérieur

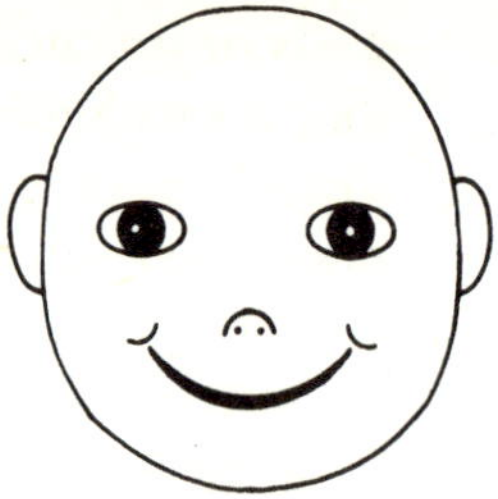

Figure 8.3
Commencez votre journée par le Sourire Intérieur

Autant que possible, entrez en contact avec le Sourire Intérieur[1] (figure 8.3). Sentez-en le flux et faites-le descendre du visage dans le cou, le cœur, les poumons, le foie, les reins, le pancréas, la rate et les organes sexuels.

Envoyez le Sourire dans la ligne médiane du corps, le système digestif, ainsi que dans la ligne arrière du corps, le système nerveux et la colonne vertébrale. Envoyez-leur le Sourire et suivez son cheminement. Continuez à sourire jusqu'à ce que toute douleur et toute tension disparaissent.

Le jour où vous éprouvez de la difficulté à faire circuler l'énergie du Sourire, vos niveaux d'énergie – physique, émotionnelle et intellectuelle – traversent un cycle bas. Soyez très attentif ce jour-là, car vous êtes dans un cycle bas de vos courbes astrologiques et biorythmiques. Quand l'énergie vous fait défaut, vous êtes perméable aux ennuis et aux accidents. Les exercices du Sourire Intérieur et de l'Orbite Microcosmique vous aideront à surmonter les influences biorythmiques et astrologiques. Consacrez un peu plus de temps à cette pratique jusqu'à

---

[1] Pour une pratique approfondie du Sourire Intérieur, voir *Transformez votre stress en vitalité*, du même auteur, Éditions Jouvence.

ce que vous sentiez l'énergie du Sourire augmenter et circuler plus vite dans les organes, ce qui indique que votre niveau d'énergie remonte et que vous êtes donc mieux à même de contrôler vos émotions. En vérité, le malheur et les accidents peuvent être surmontés ou évités.

Nettoyez chaque jour votre énergie bloquée

Lorsque vous envoyez le Sourire dans les organes et que vous percevez des obstructions et des blocages dans l'un ou l'autre d'entre eux, prenez un peu plus de temps. Concentrez-vous bien en envoyant le Sourire dans les endroits bloqués, jusqu'à ce qu'ils commencent à se dégager. Les maladies débutent toujours par un blocage de la circulation énergétique vers un organe ou une glande ou encore l'obstruction d'une voie de passage majeure. Quand l'énergie circulant vers un organe important ou une glande se trouve obstruée, cet organe reçoit moins d'énergie, moins de sang et moins de matières nutritives. À la longue, cet organe ou cette glande montrera des déficiences ou ne fonctionnera plus du tout. Aucun appareillage ne saurait rendre compte de votre état de santé avec plus d'acuité que votre propre circulation de l'énergie du chi. Le temps que les médecins trouvent la maladie, l'organe peut déjà ne plus fonctionner qu'à dix pour cent de son efficacité normale. Tandis qu'avec une vérification quotidienne à l'aide de l'exercice de l'Orbite Microcosmique, vous pouvez rectifier, maintenir et fortifier vous-même votre santé sans y consacrer beaucoup de temps.

Éliminez les toxines d'hier

La plus importante clé de bonne santé consiste à éliminer chaque jour la tension, les soucis et les toxines, de façon à ne pas les laisser s'accumuler dans le corps (figure 8.4). Beaucoup de gens trouvent que se lever le matin est la chose la plus difficile à faire. Ils se sentent déprimés, apathiques, de mauvaise humeur et perclus de douleurs et de maux.

Cela n'est que le résultat de l'accumulation des toxines dans le corps. Les massages abdominaux sont le meilleur moyen d'éliminer ces toxines. Le meilleur

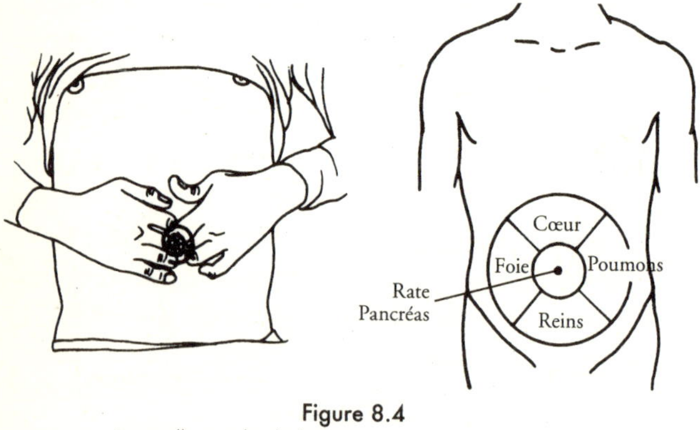

Figure 8.4

La meilleure clé de bonne santé consiste à éliminer chaque jour la tension, les soucis et les toxines

remède est le massage abdominal ; pratiqué chaque jour, il aide à dénouer les blocages et à disperser les dépôts. Au début, il se peut que certaines personnes aient envie de vomir dès qu'elles touchent un point douloureux. C'est parce que les toxines commencent à se dégager et que l'organe se remet en place.

Les personnes qui ont subi une opération de l'estomac ou des intestins doivent être prudentes lors du massage abdominal. Si vous éprouvez une douleur dans la zone de l'opération, frottez simplement avec la paume.

Si vous sentez bouger des nœuds ou des grosseurs en massant autour du nombril (figure 8.5), il se peut qu'une selle se soit durcie et qu'elle soit restée bloquée dans la paroi du côlon. Si vous déplacez les toxines en massant, elles quitteront leur position et se dirigeront vers le rectum. Les personnes qui ont une énergie faible et n'exercent pas leur abdomen n'ont pas assez d'énergie pour pousser les selles le long du côlon ascendant, ni vers le rectum.

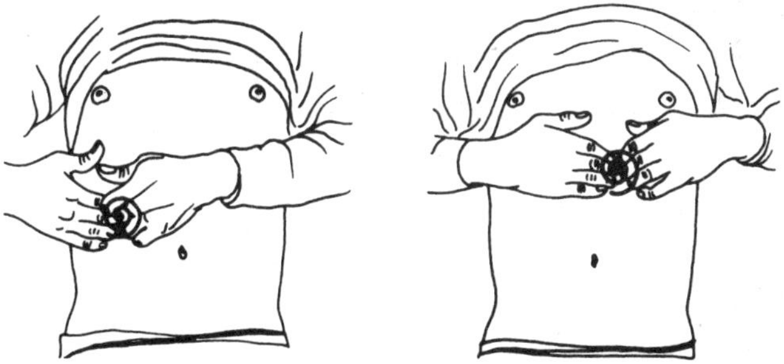

Figure 8.5
Massez autour du nombril ; sentez les nœuds et les grosseurs ; massez pour éliminer les toxines

La constipation est la première cause du blocage de l'énergie; des maux de dos, de tête, d'estomac et le cancer du côlon peuvent en résulter.

Peut-être certaines personnes ne trouveront-elles pas le temps nécessaire à cet exercice le matin, mais faites au mieux et gardez le reste pour le moment de l'évacuation des selles. Pratiquez aussi un peu de massage abdominal avant de dormir.

Accroissez la circulation dans vos membres inférieurs

Quand nous dormons, la circulation se ralentit, surtout dans les jambes qui sont les membres les plus éloignés du cœur, et les toxines commencent à se déposer en divers endroits des jambes et des pieds. En massant ces régions, l'élimination de la tension, des soucis et des toxines accumulés depuis la veille est facilitée.

Comme nous le savons, les pieds sont les commandes à distance des organes et des glandes. En massant les premiers, nous pouvons stimuler les seconds. Les orteils sont le début et la fin de deux méridiens. Le coin extérieur des orteils comprend le méridien du foie, principal organe de la désintoxication. Une fois activé, il contribuera à éliminer les toxines accumulées dans les membres et derrière les genoux.

Le coin intérieur est le point d'aboutissement du méridien de la rate, qui aide le système immunitaire et la digestion.

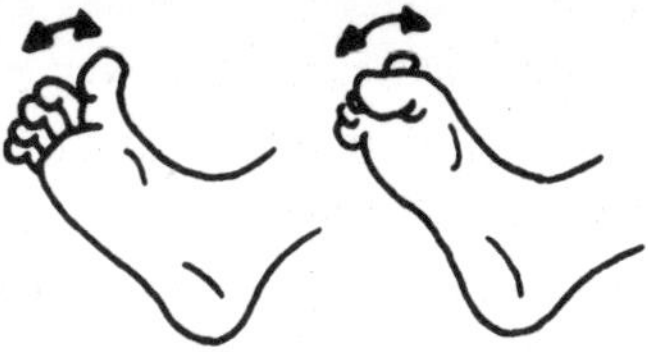

Figure 8.6
Frottez le pouce et le second orteil l'un contre l'autre, d'avant en arrière

Exercice : Étendu sur le dos sur un lit, frottez l'un contre l'autre le pouce et le second orteil, d'avant en arrière, vingt à trente fois, et sentez la circulation du chi s'accroître (figure 8.6). Répétez ce mouvement avec les deux pieds. Cet exercice peut aider à prévenir le durcissement des artères et des veines.

Activez votre circulation sanguine

Les veines sont les voies de retour du sang au cœur. Les endroits où le sang se fige le plus communément sont les veines des pieds. Cela peut être dû au port de talons hauts, de chaussures trop serrées ou de mauvaise qualité, qui ont tendance à durcir les veines et à ralentir la circulation dans tout le pied.

EXERCICE : ⇨ **1.** Les hommes : commencez par le pied droit, puis le gauche. À l'aide de la jambe, pliez le pied vers l'intérieur, vers l'estomac, en poussant sur le talon. Maintenez cette position un moment, puis relâchez.

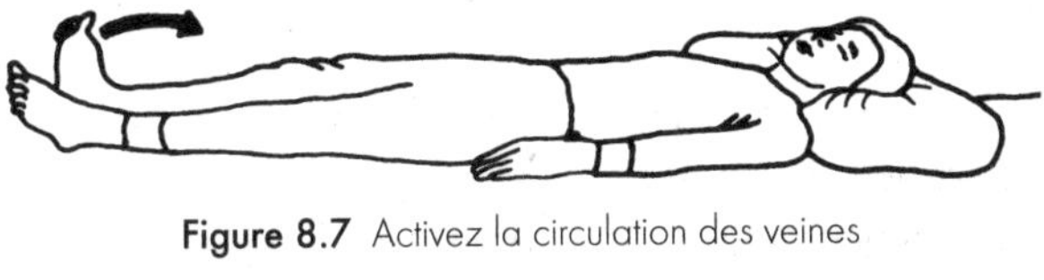

Figure 8.7 Activez la circulation des veines

⇨ **2.** Les femmes : commencez par le pied gauche, puis le droit.

En cas de crampes, tirez avec les doigts sur les orteils, et pliez-les vers le haut ou vers le bas jusqu'à la disparition de la douleur.

Étirez les tendons

Quand nous dormons, les tendons sont au repos, sans étirement. Au lever, notre corps est raide et il est difficile de bouger ou de se courber. Il existe des milliers d'exercices d'assouplissement ; nous pouvons y passer beaucoup de temps. Il suffit d'en faire quelques-uns convenablement pour étirer tous vos tendons, gagner du temps et vous épargner le souci de savoir si vous aurez assez de temps pour les faire.

Les pieds, les orteils, les mains et les doigts représentent les extrémités où se rejoignent tous les tendons et les ligaments. Lorsque nous nous sentons raides, le durcissement provient en premier lieu des extrémités et de la moelle épinière, où se rejoignent un grand nombre de tendons et ligaments qui peuvent être tendus.

L'extrémité de tous les tendons, et donc leur point de jonction principal, est la langue.

EXERCICE : ⇨ **1.** Allongé sur le dos, courbez votre colonne comme un arc et allongez vos mains et vos pieds pour plier les doigts et les orteils. Étirez et écartez les doigts et les orteils aussi loin que possible, et pratiquez la respiration du soufflet : expirez en rentrant

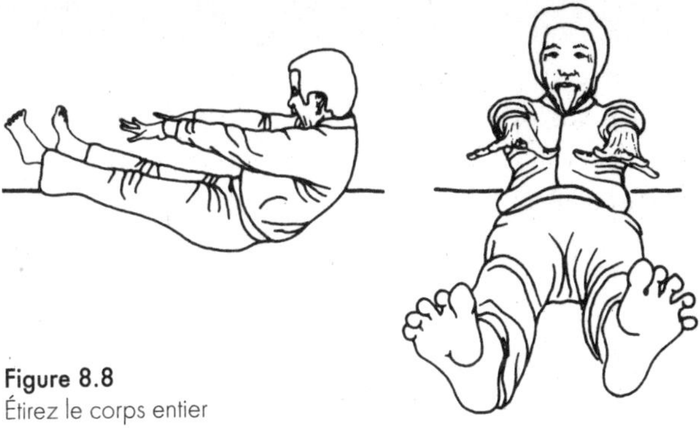

Figure 8.8
Étirez le corps entier

le ventre jusqu'à ce qu'il soit plat et touche la colonne vertébrale ; inspirez jusqu'à ce que le ventre s'échauffe (figure 8.8). Faites cet exercice de dix à quinze fois en augmentant peu à peu la cadence. À la dernière expiration, exhalez profondément et tirez la langue vers le menton aussi loin que possible (figure 8.9). Regardez le bout de votre nez. Vous pouvez répéter deux à trois fois cette opération. Le moment du repos est très important. Relâchez totalement les muscles et appréciez la circulation de l'énergie du chi à travers votre corps tout entier.

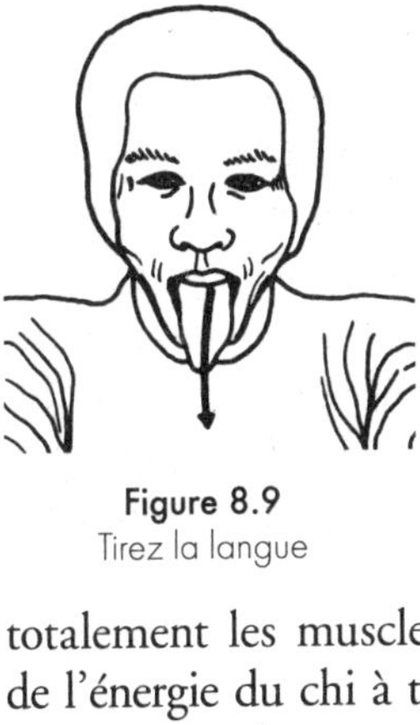

Figure 8.9
Tirez la langue

⇨ **2.** Courbez-vous ; avec les pouces et les index, tenez les gros orteils des deux pieds. Cela donnera de l'énergie aux méridiens du foie et de la rate. Tenez les orteils et sentez l'énergie des pouces aller vers le méridien des poumons, et celle des index vers le mé-

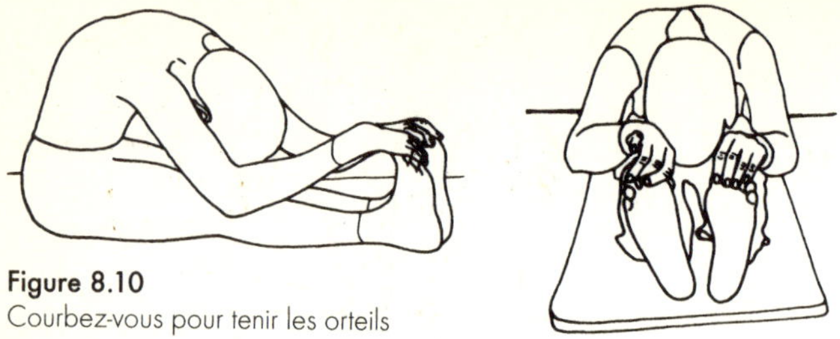

Figure 8.10
Courbez-vous pour tenir les orteils

ridien du gros intestin, qui est relié aux méridiens du foie et de la rate (figures 8.10 et 8.11). Reprenez la respiration du soufflet, d'abord lentement puis de plus en plus vite, jusqu'à ce que vous sentiez les tendons et la colonne vertébrale se tendre; relâchez ensuite. Quand vous avez terminé, secouez les pieds et frappez-les plusieurs fois pour les détendre. Si vous ne parvenez pas à toucher vos pieds, tenez l'arrière des genoux et les mollets. Vous activerez ainsi les méridiens de la vessie, des poumons et du gros intestin.

Dès que vous vous êtes assoupli, vous pouvez atteindre vos chevilles, où passent les méridiens de la vessie, de l'estomac, du foie et de la rate. Tenez vos chevilles et sentez la chaleur de vos mains passer dans ces méridiens.

Et quand vous pouvez vous étirer davantage, prenez vos orteils et le point 1 Rn, ce point essentiel du méridien des reins.

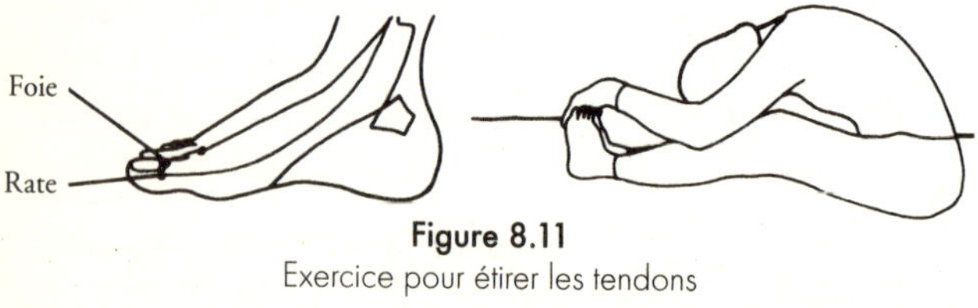

Figure 8.11
Exercice pour étirer les tendons

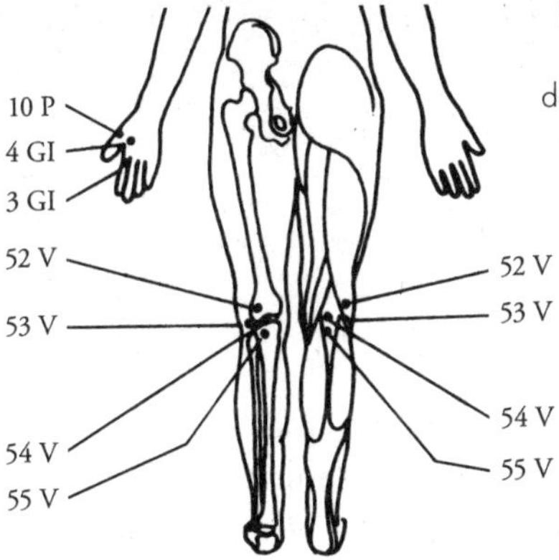

Figure 8.12
Diagramme des méridiens de la jambe

Étirez les tendons du cou et de la colonne vertébrale

Pour étirer le cou et la colonne vertébrale, procédez de manière identique, mais au lieu de toucher les genoux avec la tête, regardez le plafond et sentez l'étirement de toute votre colonne vertébrale (figure 8.13).

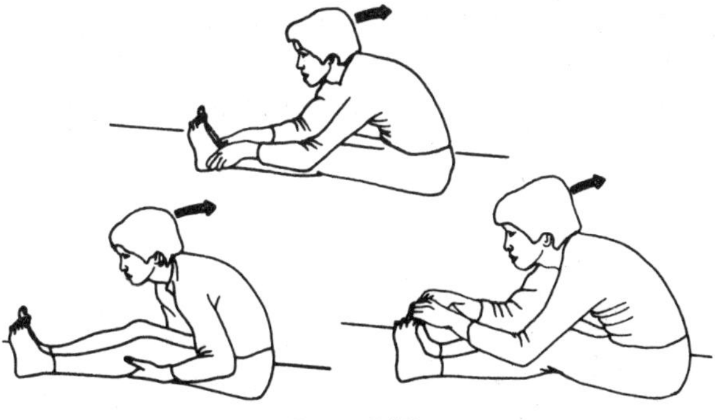

Figure 8.13
Étirez les tendons du cou et de la colonne vertébrale

Levez-vous lentement. Avant de vous redresser, roulez sur le côté gauche, asseyez-vous, relevez-vous progressivement et marchez.

Nettoyez les neuf ouvertures

Notre corps possède de nombreuses ouvertures. Les taoïstes disent que nous avons deux portes et sept fenêtres, qui sont les ouvertures permettant d'entrer en contact avec le monde extérieur. Ces ouvertures peuvent laisser entrer ou arrêter toutes sortes de pollutions.

A. La porte d'entrée – l'ouverture sexuelle

L'organe sexuel est considéré comme la porte d'entrée, qui est l'accès de l'énergie créatrice de la force vitale. Si nous savons la contrôler et la tenir hermétiquement fermée, l'énergie de la force vitale durera plus longtemps.

B. La porte de derrière – l'ouverture nutritive

L'anus est considéré comme la porte de derrière, qui contrôle la nutrition. Beaucoup de gens ne font pas attention à ce qu'ils mangent et leur corps ne peut assimiler les aliments, si bien que la plupart des substances nutritives absorbées finissent dans les toilettes. C'est ainsi que ce genre de « toilette en or massif » peut devenir l'objet le plus coûteux de votre maison.

C. Les sept fenêtres

Les sept fenêtres sont les deux yeux, les deux oreilles, les deux narines et la bouche. Elles sont importantes pour recevoir et transmettre des informations. Si l'une d'entre elles est sale et peu résistante, elle ne recevra pas bien les informations et n'en retiendra pas la force vitale.

Nous considérons ces fenêtres comme les ouvertures des organes.

- ⇨ Les yeux sont l'ouverture du foie.
- ⇨ Les oreilles sont l'ouverture des reins.
- ⇨ Le nez est l'ouverture des poumons.
- ⇨ La bouche est l'ouverture de la rate.
- ⇨ La langue est l'ouverture du cœur.

Il est très important de pratiquer le matin les exercices de jouvence par le Tao. Si vous avez le temps, pratiquez plus longtemps. Utilisez la salle de bains ou trouvez une autre pièce agréable.

D. Le nettoyage régulier du gros intestin

Les selles quotidiennes sont très importantes pour réduire l'accumulation des résidus qui stagnent dans le corps.

Une fois que vous êtes allé à la selle, lavez-vous avec de l'eau. Si ce n'est pas commode, servez-vous d'un papier de toilette préalablement mouillé pour nettoyer votre anus. Massez ensuite le coccyx et le pourtour de l'anus. La région de l'anus est riche en artères et en veines, lesquelles se bouchent facilement et peuvent donner lieu à des hémorroïdes. Massez toute cette zone entre cinquante et cent fois. Cette pratique favorise considérablement la prévention ou la guérison des hémorroïdes, ainsi que l'élimination d'une éventuelle accumulation dans la région inférieure.

Savoir aller à la selle est aussi important que de savoir se nourrir.

Nettoyez les parties du visage

A. Les yeux

Si vous avez le temps, pratiquez le rajeunissement par le Tao. De tous les exercices des sens, ceux des yeux sont mes préférés.

L'entretien quotidien est la meilleure des préventions. La plupart du temps, nous ne faisons guère attention aux choses qui sont proches de nous, comme l'eau et l'air ou notre visage et nos yeux.

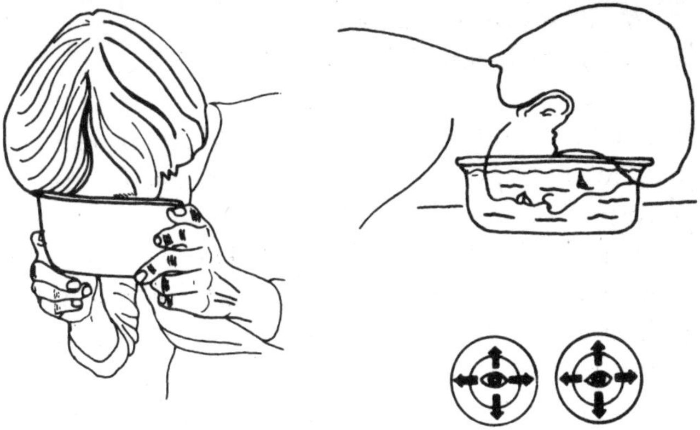

Figure 8.14
Nettoyage des yeux, du nez et du visage

Beaucoup de gens se lavent le visage, mais peu d'entre eux se lavent les yeux. Si nous travaillons toute la journée à l'extérieur, de petites particules de poussière et toutes sortes de fibres peuvent entrer dans les yeux et boucher les conduits lacrymaux. N'oubliez pas de masser ces conduits.

Lavez vos yeux avec de l'eau fraîche, propre ou bouillie[1]. Servez-vous d'une cuvette où vous pouvez immerger votre visage. Ouvrez les yeux et tournez-les en tous sens. Faites sortir toute la poussière et les particules (figure 8.14). Cela vous aidera en outre à rester plus éveillé.

[1] Si vous utilisez de l'eau bouillie, attendez qu'elle soit froide avant de vous lavez les yeux.

B. Le nez

Le nez est l'endroit par où pénètre la force vitale de l'air. Un nez solide et sain est le secret de la vitalité.

Une fois vos yeux lavés, prenez une autre cuvette d'eau propre et fraîche, de l'eau bouillie de préférence.

Immergez votre nez et votre visage, inspirez de l'eau par les narines, juste ce qu'il faut, et faites-la ressortir avec force. Au début, vous reniflerez ou inspirerez peut-être trop fort, ce qui vous fera tousser. Une fois bien entraîné, l'eau entrera par le nez et sortira par la bouche.

Si vous avez de la difficulté à faire entrer l'eau dans les deux narines à la fois, bouchez-vous la narine droite avec un doigt, pendant que vous nettoyez la gauche, et fermez la narine gauche pendant que vous nettoyez la droite.

Il se peut que ce soit désagréable au début, voire même douloureux, car le nez est comme une cheminée : si vous ne nettoyez jamais la fumée, il s'encrasse.

C. Les dents

Masser les dents et les gencives avec du gros sel est très utile (figure 8.15). Mettez du sel sur votre doigt et frottez vos dents et vos gencives. Assurez-vous que votre doigt soit propre et votre ongle pas trop long. Massez et frottez l'intérieur et l'extérieur des gencives. Les mauvaises gencives sont la cause

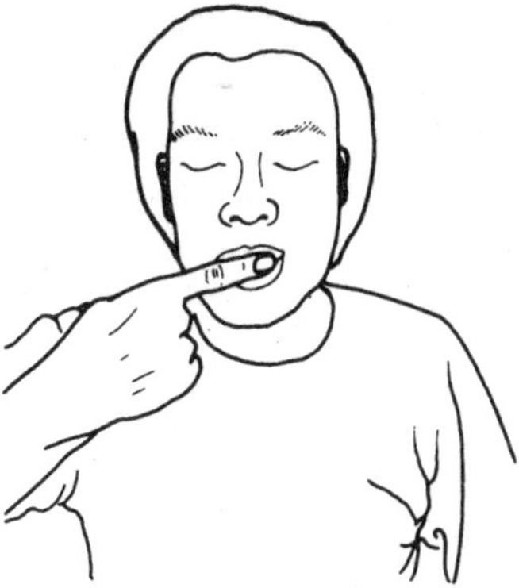

Figure 8.15
Massez les dents et les gencives avec du gros sel

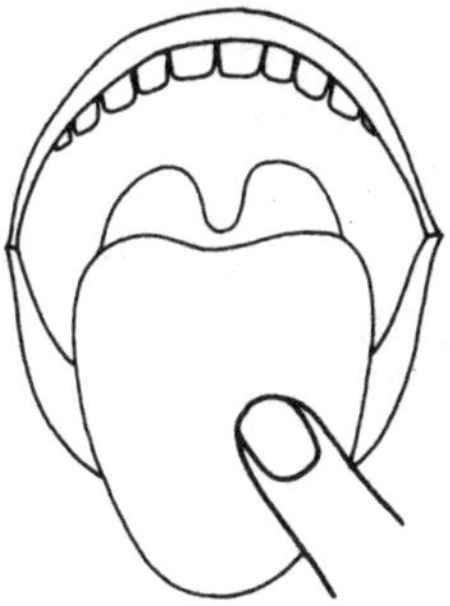

Figure 8.16
Massez la langue avec un doigt propre ou avec une spatule

de bien des caries. Si vous avez le temps, faites les exercices des gencives et des dents.

Le massage de la langue est aussi très important (figure 8.16). Étudiez-le attentivement en vous reportant à l'exercice de la langue (chapitre 4).

D. Les oreilles

Nettoyer et exercer vos oreilles vous rendra plus alerte et vous préservera de la surdité.

Avec une serviette propre et humide, frottez et massez vos oreilles, tant le pavillon que l'oreille interne. Reportez-vous aux exercices qui concernent l'oreille (chapitre 4).

E. Le cou

Avec une serviette propre et humide, frottez le cou jusqu'à ce que vous sentiez affluer la chaleur et le chi dans cette zone. Le cou est révélateur de l'âge ; un cou ridé peut vous faire paraître plus âgé.

F. Massez-vous la tête et peignez-vous les cheveux

Prenez le temps de vous masser la tête et de vous peigner soigneusement. Ce peut être un moment agréable.

Massez-vous les pieds

À l'aide d'une serviette, massez et frottez vos pieds. Frottez jusqu'à ce que vous ressentiez la chaleur et la circulation du chi.

Regardez-vous dans le miroir

Nous savons que nous avons besoin d'un miroir pour nous peigner. Ce sont les femmes qui ont le plus souvent recours au miroir, pour se maquiller.

Dans le taoïsme, nous nous servons d'un miroir pour observer notre propre caractère, notre personnalité et l'avenir. Nous pouvons y voir ce qui va se passer aujourd'hui et comment nous allons. Prévoir l'avenir n'est pas facile ; il faut du temps pour l'apprendre. Nous pouvons voir si nous sommes heureux, physiquement et émotionnellement ; ce qui ne va pas dans nos organes et nos sens. Le visage et les organes des sens reflètent l'état intérieur.

Si vous trouvez que vous avez l'air vieux, cela vous poussera peut-être à faire quelque chose pour vous-même.

Regardez votre visage dans le miroir : a-t-il l'air arrogant, en colère, triste, déprimé ou craintif ? Essayez d'en modifier l'expression et d'afficher un visage heureux et souriant. Observez les coins de votre bouche. S'ils tombent, massez-les pour les faire remonter. Pratiquez le massage facial, sans oublier de vous réchauffer les mains au préalable.

Buvez de l'eau claire pour vous nettoyer

Boire de l'eau claire chaque matin, une ou deux heures avant le petit-déjeuner, est le meilleur moyen de nettoyer l'organisme et une excellente mesure de prévention. L'eau vous aidera à éliminer les saletés et les toxines du tube digestif. Le matin est le moment idéal pour se purifier.

Buvez de l'eau claire. Dans certains endroits, il peut être recommandé de la faire bouillir. Buvez-en deux à quatre verres. Au début, ce sera peut-être difficile de boire autant d'eau. Après avoir bu, il vous faut bouger : marchez, faites du jogging ou sautez sur place. Ensuite, pratiquez le massage abdominal pour faire circuler l'eau, de façon à éliminer les mucosités et les toxines sous forme de selles et d'urine.

Ne buvez pas après un repas ou avant d'aller dormir. Si vous buvez le soir, il vous faudra vous lever au milieu de la nuit.

Prenez votre temps

A. Trouvez du temps pour pratiquer

Une fois la routine de base acquise, dix minutes devraient vous suffire. Si vous êtes pressé, contentez-vous de quelques exercices prioritaires : peigner le cuir chevelu, faire sortir une larme, frotter le cou et le visage, taper le thymus, les reins, l'arrière des genoux et masser les pieds en les frottant.

Vous vous apercevrez que vous pouvez trouver dans la journée beaucoup de temps libre pour pratiquer la jouvence par le Tao. Profitez des temps morts pour vous masser les mains et les doigts : par exemple quand vous faites la queue ou attendez quelqu'un, en voiture, en conduisant, ou en lisant une revue ou le journal. Et vous constaterez que ces exercices taoïstes amélioreront considérablement votre santé.

B. La somnolence au volant

Si vous vous sentez somnolent au volant de votre voiture, pratiquez l'exercice qui consiste à entrechoquer les dents : il est très efficace pour chasser le sommeil. Vous pouvez également remonter les épaules pour tendre le cou, contracter l'anus vers le haut pour stimuler les reins et vous servir de l'auriculaire pour tenir fermement le volant et accroître la circulation du chi. Ces exercices sont efficaces pour vous empêcher de dormir lorsque vous avez un long parcours à effectuer.

C. Les utilisateurs d'ordinateur et les employés de bureau

Pour tous ceux qui travaillent au bureau ou sur un ordinateur, les exercices des yeux, du cou et des reins sont très importants. Nous espérons voir les entreprises adopter un système accordant à tous les employés dix minutes pour pratiquer le Sourire Intérieur et la jouvence par le Tao. Elles constateront une amélioration rapide du rendement.

Si vous êtes assis trop longtemps devant un écran vidéo, vos yeux se fatigueront ; toutes les heures ou toutes les deux heures, fermez les yeux et massez vos globes oculaires en les faisant tourner jusqu'à ce que vous vous sentiez bien.

Si vous êtes assis trop longtemps, tapotez sur les reins et dans la région du sacrum. C'est un excellent exercice.

D. En regardant la télévision

De nombreuses personnes passent beaucoup de temps à regarder la télévision. Vous pouvez profiter de ce moment pour pratiquer le massage du chi. Massez-vous les mains et les pieds.

E. Les bottes

De nos jours, la tendance à porter des bottes s'est répandue, empêchant les pieds de respirer. Pour remédier à l'absence de circulation d'air frais, déchaussez-vous de temps en temps et massez-vous les pieds.

F. La pratique du soir

Le soir, avant de vous endormir, trouvez cinq à dix minutes pour prendre un bain de pieds chaud ; essuyez-vous soigneusement. Frictionnez vos pieds jusqu'à ce qu'ils soient chauds, et pratiquez les Six Sons de Guérison. Pratiquez chaque son trois fois, en suivant l'ordre décrit dans *Transformez votre stress en vitalité.*

Exercice pour les temps de trajet

Nous passons de plus en plus de temps à nous déplacer – en voiture, en bus, en avion, en métro, en train, etc. – ou à attendre un moyen de transport. Ce temps peut être mis à profit pour faire des exercices et se rafraîchir.

⇨ **A.** Lorsque vous conduisez, soyez prudent. Faites preuve de bon sens et ne pratiquez aucun exercice qui puisse détourner votre vue ou votre attention de la route.

⇨ **B.** Le cou est particulièrement sujet à la raideur et celle-ci peut engendrer de la tension nerveuse. Exercez-vous pendant que vous êtes en voiture, comme passager ou comme conducteur, ou n'importe où ailleurs, chaque fois que vous vous sentez tendu. Inspirez, levez vos épaules en les rentrant dans le cou, puis tirez vos omoplates l'une vers l'autre; contractez quelques secondes les muscles de la colonne vertébrale et des omoplates, puis expirez et laissez retomber les épaules.

⇨ **C.** Tenez le siège avec les mains, rentrez la colonne vertébrale vers l'estomac, le menton vers la poitrine, et basculez le bassin et le sacrum vers l'avant. Contractez les muscles du dos pendant quelques secondes, surtout ceux qui entourent les reins, puis relâchez; vous sentirez une énergie nouvelle monter vers le haut et redescendre sur le devant. Gardez toujours la colonne vertébrale souple et détendue. Laissez le chi circuler sans obstruction.

⇨ **D.** Assis sur vos deux mains, paumes en l'air, vous revitaliserez l'ensemble de votre corps. Sentez l'énergie du chi de vos paumes et de vos doigts s'accumuler dans votre postérieur jusqu'à la base de votre colonne vertébrale. Vous sentirez le chi circuler librement et éprouverez très vite la sensation de retrouver des forces.

⇨ **E.** En vous tenant les doigts, vous vous débarrasserez des émotions négatives telles que les soucis, la peur, la colère, etc. Reportez-vous à la section sur les massages des doigts au chapitre 3.

⇨ **F.** Nettoyer et entrechoquer les dents sont des exercices extrêmement utiles pour clarifier l'esprit. Lorsque vous vous sentez morose, endormi, ou que vous n'êtes pas capable de penser convenablement, le nettoyage des dents vous aidera. Reportez-vous à la section sur les dents au chapitre 4.

⇨ **G.** En contractant les diverses parties de l'anus, vous stimulerez les organes correspondants. Si vous vous sentez las ou fatigué, contractez les côtés droit et gauche de l'anus et enroulez le chi autour des reins. Vous aiderez les reins à mieux éliminer les toxines et à vous donner plus d'énergie de la force vitale. En contractant le côté droit de l'anus, vous stimulerez le foie. Votre vitalité s'accroîtra et vous aidera à prendre plus facilement des décisions. Contractez les deux côtés de l'anus et enroulez le chi autour des poumons.

La position pour dormir

⇨ **A.** Si vous êtes constipé, massez-vous quelque temps l'abdomen avant de dormir.

⇨ **B.** Si vous aimez être étendu sur le dos, gardez les mains et les jambes droites, les pouces légèrement repliés dans les doigts.

⇨ **C.** Si vous dormez sur le côté, essayez de le faire sur le côté droit, avec la colonne vertébrale bien droite, la jambe gauche repliée et la droite allongée, la paume de la main droite en contact avec la tête,

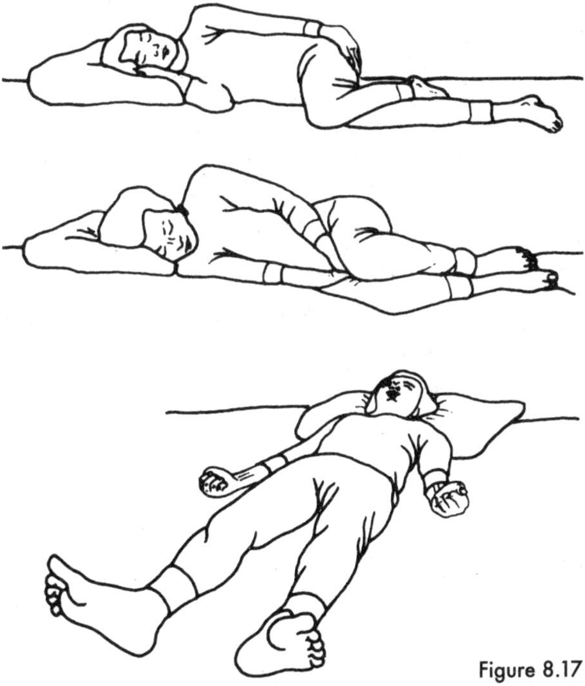

Figure 8.17

sans toutefois qu'elle recouvre l'oreille, et la main gauche sur le nombril.

⇨ **D.** Vous pouvez aussi vous allonger sur le côté, la colonne vertébrale droite, les deux jambes repliées et les mains entre les jambes.

⇨ **E.** Ne portez pas de vêtements serrés. Choisissez un bon oreiller. Il existe aujourd'hui de bons oreillers qui soutiennent le cou et non seulement la tête, ce qui évite que le cou reste suspendu.

⇨ **F.** Des fleurs dans la chambre à coucher peuvent vous aider à bien dormir, mais évitez les fleurs trop odorantes qui ont tendance à inciter à de nombreux rêves.

« Oh, non ! Pas d'obligation supplémentaire ! »

Il n'y a pas de secret, l'amélioration intérieure implique une pratique régulière. Bien entendu, il faut un certain degré de rigueur intérieure pour pratiquer les exercices de ce livre de façon régulière, de préférence chaque jour. Pourtant, l'un des principes fondamentaux du taoïsme est la souplesse, l'adaptation aux circonstances naturelles. Faites donc preuve de souplesse avec votre programme d'exercices ; adaptez-le à votre emploi du temps personnel. Pratiquez selon le temps dont vous disposez. Si vous n'avez de temps que pour les Sons du poumon et du rein, ne faites que ceux-là (mais pas avant d'aller dormir, car ils stimulent l'énergie quand ils sont pratiqués séparément). Si vous ne disposez que de deux minutes pour le Sourire Intérieur, envoyez «l'énergie du Sourire en cascade» rapidement à travers toutes les lignes. Il est primordial d'essayer d'intégrer la pratique dans votre vie quotidienne, en faisant le Sourire Intérieur à chaque fois que vous y pensez, et les Sons de Guérison à chaque fois que vous ressentez le besoin de vous détendre ou de soigner un symptôme particulier, ou encore avant de vous coucher. Les exercices des yeux sont utiles après avoir lu, écrit, ou après d'autres travaux de précision. Débarrassez-vous d'un mal de tête avec l'exercice de la couronne, le massage des tempes et le pincement de l'arête du nez.

Ces exercices sont de merveilleux outils de détente et de bien-être, et il ne faut pas qu'ils deviennent une corvée supplémentaire, génératrice de ressentiment et de culpabilité. Jouez avec eux et faites preuve d'ingéniosité pour les intégrer à votre mode de vie personnel. Apprivoisez-les. Réjouissez-vous de vous sentir être quelqu'un de plus heureux, de plus calme, de plus énergique et de plus attirant.

CENTRES TAO DE GUÉRISON

Si vous êtes intéressé par les activités
de Maître Mantak Chia,
vous pouvez obtenir de plus amples renseignements
auprés des deux centres suivants :

UNIVERSAL TAO CENTER THAÏLAND

274 Moo 7, Luang Nua, Doi Saket
Chiang Mai 50220 - Thaïland
Tél. : 0066 53 495 596
Fax : 0066 53 495 852
e-mail : universaltao@universal-tao.com
www.universal-tao.com

UNIVERSAL TAO FRANCE

9, ruelle de Sauvageot
F - 89420 - Marmeaux
Tél. : 00 33 386 320 733
e-mail : benhamoumaurice@aol.com
www.universal-tao-france.net
www.universaltaofrance.com

Vous trouverez les coordonnées de tous les professeurs en France, Suisse et Belgique sur les sites :
www.universal-tao.com
www.universal-tao-france.net
Ces listes sont réguliérement remises à jours

Universal TAO France

Mantak **Chia**

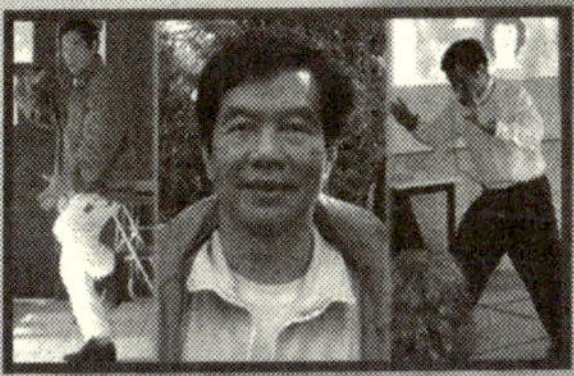

Il est le fondateur du « **TAO UNIVERSEL** » qu'il enseigne depuis 1979 à travers le monde. Ce système est l'aboutissement d'une longue expérience des pratiques que lui ont transmis, dès son plus jeune âge, d'éminents Maîtres chinois. Au cours de ses tournées mondiales, **Mantak CHIA** enseigne régulièrement en France chaque année en avril et en octobre, invité par l'association **UNIVERSAL TAO FRANCE**. Ces formations débutent toujours par une soirée « Conférence – Atelier » destinée à la découverte du « **TAO UNIVERSEL** ». Elles s'étalent sur une quinzaine de jours en différents modules et s'adressent aussi bien à des débutants qu'à des personnes ayant des pratiques en Taï Chi, Chi Gong, Arts martiaux, ou à des thérapeutes en médecine chinoise, etc.

Contact : 06 68 89 90 84
Universal Tao France
9, ruelle de Sauvageot
89420 MARMEAUX
Tous renseignements sur
www.universal-tao-france.net

Concept graphique : www.color-shop.com

Achevé d'imprimer le 02/12/2009
sur les presses de l'imprimerie Norhaven A/S

Dépôt légal : mars 2006
Imprimé au Danemark

Ce livre est imprimé par Norhaven A/S, qui possède une certification environnementale qui assure une stricte application des règles concernant :
l'utilisation de papiers issus de forêts exploitées en gestion durable, d'encres à base d'huiles végétales et d'eau, du recyclage et du traitement systématique des déchets, de la réduction des besoins énergétiques et du recours aux énergies renouvelables.